AF792815

Thomas Reiche
Dr. h. c. Sven-David Müller

Sporternährung

Dualedition

Reiche, Thomas / Müller, Sven-David, Dr. h. c.:
Sporternährung: Bedarfsgerechte Konzepte für Ausdauer-,
Kraft- und Freizeitsport – Stuttgart: Dualedition, 2014

Erstausgabe 2014
ISBN 978-3-942585-02-6

Informationen zu Bodybuilding und Fitness erscheinen in der
Medienreihe „Natural Challenge“: www.naturalchallenge.de

© 2014 Dualfilm GmbH, Stuttgart

Alle Rechte vorbehalten. Nachdruck, Wiedergabe, Vervielfältigung und Verbreitung, auch von Teilen des Werks, sowie jede Abschrift, Übertragung oder Speicherung bedürfen der ausdrücklichen Genehmigung des Verlags. Trotz gewissenhafter Recherche erfolgen alle Angaben in diesem Buch ohne Gewähr. Es wird keine Haftung übernommen.

Satz und Umschlaggestaltung: Dualedition
Umschlag mit Fotos/Illustrationen von Val Thoermer, Stefan Schurr, Maridav, magraphics.eu – Fotolia.com; Fotos der Autoren (S. 9) von Michael Müller, Sven-David Müller/privat.

Dualedition ist ein Imprint der
Dualfilm GmbH, Hauptstr. 2, 70563 Stuttgart

Inhaltsverzeichnis

Vorwort

Liebe Leserinnen und Leser,

Mythos oder Wahrheit? Beim Thema Sporternährung ist das oft nicht zu unterscheiden. Selbst Experten wie Ernährungswissenschaftler, Diätassistenten oder auch Sport- und Ernährungsmediziner haben teils große Probleme in der Einordnung der Empfehlungen zur Sporternährung. Denn solche Empfehlungen verbreiten sich leider oftmals ohne hinreichende wissenschaftliche Grundlage oder entstammen direkt dem Marketingrepertoire von Firmen, die mit Sporternährung ihr Geld verdienen. In diesem Buch haben wir die wissenschaftliche Literatur kritisch durchgesehen und das verfügbare Wissen für Sie zusammengefasst.

Grundsätzlich ist das Bewusstsein für Gesundheit, Wohlbefinden und Fitness in Deutschland in den letzten Jahren enorm angestiegen. Unabhängig von Geschlecht, Alter und sozialem Status entscheiden sich immer mehr Menschen zu einer aktiven Gestaltung der Freizeit, wobei körperliche Fitness, Ausgeglichenheit und Gesunderhaltung die häufigsten Beweggründe für regelmäßige sportliche Aktivitäten sind. Denn Leben ist Bewegung. Und Bewegung wiederum fördert und reguliert den Appetit. Die körperliche Belastung weckt einen zusätzlichen Bedarf an energieliefernden Nährstoffen sowie lebensnotwendigen Mineralstoffen und Vitaminen, der durch eine sinnvolle Auswahl geeigneter Lebensmittel und Getränke gedeckt werden sollte.

Primäres Ziel der Sporternährung ist es daher, den erhöhten Bedarf an Nährstoffen zu decken und dabei Mangelerscheinungen und Leistungseinbrüche zu verhindern. Demzufolge bildet eine sportgerechte Ernährungsweise ebenso die Voraussetzung für die Leistungsfähigkeit und den Erfolg beim Fitness- und Krafttraining. Diese gesicherte Erkenntnis aus der Sport- und Ernährungswissenschaft belegen erfolgreiche Spitzenathleten nachdrücklich mit ihren Leistungen. So hat beispielsweise Mark Warnecke Anfang 2005 mit Hilfe einer gezielten Zufuhr von Aminosäuren (Eiweißbausteinen) bei den Schwimmweltmeisterschaften in Montreal Gold über 50 Meter Brust errungen. Dennoch unterschätzen häufig sowohl Leistungs- als auch ambitionierte Freizeitsportler in der Trainingspraxis die Bedeutung des Faktors Ernährung als Grundvoraussetzung für eine optimale Leistungsfähigkeit des Körpers.

Auf der anderen Seite gibt es eine ständig zunehmende Anzahl an Übergewichtigen in Deutschland. Diese „Volksverfettung“ ist nicht nur die Folge einer Fehl- und Überernährung über eine wenig sättigende, kalorienreiche Kost. Eine wesentliche Ursache für übermäßiges Körpergewicht ist in der wachsenden Bewegungsarmut der Bevölkerung zu sehen. Legten die Menschen früher jeden Tag etwa 20 Kilometer zu Fuß zurück, beträgt die gelaufene Wegstrecke heutzutage im Durchschnitt nur noch weniger als 900 Meter. Unbestritten kann man nur dann abnehmen, wenn die Energiezufuhr geringer als der Energieverbrauch ist. Da in modernen Industriegesellschaften jedoch nennenswerte körperliche Bewegung in Beruf wie Freizeit nur in Ausnahmefällen stattfindet, ist eine Gewichtsreduzierung allein über Kalorienrestriktion wenig Erfolg versprechend, wie die magere Quote von fünf Prozent Diät-Essern mit dauerhafter Gewichtsabnahme verdeutlicht [46]. Der Organismus schützt sich in solchen Hungerperioden, indem der Stoffwechsel im Energiespar-Modus läuft, der die Gewichtsabnahme erheblich erschwert. Nach der Reduktions-Diät tritt der gefürchtete Jojo-Effekt ein: rasche Gewichtszunahme, meist über das Anfangsgewicht hinaus. Vielmehr stellt ein durch sportliche Aktivitäten gesteigerter Energieverbrauch die Lösung der Übergewichtsproblematik dar: Epidemiologische Studien haben wiederholt belegt, dass ein sportbedingter Kalorienmehrverbrauch von 2000 kcal pro Woche – beispielsweise durch dreimal wöchentlich lockeres Joggen von etwa einer Stunde Dauer – der entscheidende Ansatz zur Gewichtsstabilisierung ist [41].

Regelmäßig betriebener Sport dient nicht nur der Gesundheit und Fitness, sondern gleicht zudem die allgemeine Bewegungsarmut aus. Wenn Sie allerdings in der Anfangseuphorie nach jedem Training wie ein geprügelter Hund nach Hause kommen, werden Sie kaum dauerhaft Spaß an der Schinderei haben und früher oder später den Sport aufgeben. Denn regelmäßiges Training führt mittel- und langfristig nur dann zu Leistungssteigerungen, wenn Sie Ihrem Körper zwischen zwei Trainingseinheiten genügend Zeit zur Regeneration geben und vor allem Ihre Energiespeicher möglichst rasch nach dem Training wieder auffüllen. Wichtig ist, genügend hochwertige Proteine und Fettsäuren sowie Vitamine, Mineralstoffe und Spurenelemente aufzunehmen. Nur dann ermöglichen Sie es Ihrem Körper, in der Erholungsphase ein höheres Leistungsniveau zu erreichen. Und dieser Vorgang – wissenschaftlich: Superkompensation – macht auch nach vielen Jahren intensiven Trainings jede Menge Spaß.

Darüber hinaus hat die Kombination aus bedarfsgerechter Sporternährung und regelmäßigem Kraft- und Fitnesstraining einen krankheitsvorbeugenden Effekt. Insbesondere ausdauerorientierte, dynamische Muskeltätigkeiten können Zivilisationskrankheiten wie Übergewicht, Bluthochdruck, Zuckerkrankheit (Diabetes mellitus Typ 2) und Arterienverkalkung (Arteriosklerose) wirkungsvoll verhindern. Ob Sie nun als Leistungssportler auf regionaler, nationaler oder gar internationaler Ebene Spitzenleistungen erbringen oder einfach als leistungsorientierter Freizeitsportler Fitness und Wohlbefinden steigern wollen: Die Prinzipien einer sportgerechten Ernährungsweise gelten für jeden ambitioniert trainierenden Sportler.

Ziel dieses Buchs ist es daher, auf den Grundlagen der Energiegewinnung und -bilanz aufbauend die entscheidenden Bestandteile und wichtigsten Fakten der Sporternährung leicht verständlich darzustellen. Besonderes Gewicht wird dabei auf solche Nähstoffe gelegt, die für die sportliche Leistung von besonderer Bedeutung sind oder bei denen das Risiko einer Unterversorgung bei Sportlern sehr hoch ist. Im Abschnitt über Leistungsförderer werden außerdem vier Substanzen näher vorgestellt, deren Wirksamkeit durch zahlreiche Studien belegt ist. Im Hinblick auf die Optimierung der sportlichen Leistungsfähigkeit ist nicht nur die Auswahl bestimmter Lebensmittel und Nährstoffe wichtig, sondern auch Zeitpunkt und Menge der Mahlzeiten bzw. einzelner Nährstoffe. Eine Reihe wertvoller Tipps zu Timing und Dosierung der Nahrungsaufnahme vor, während und nach dem Sport haben wir für Sie deshalb ebenfalls in diesem Buch zusammengetragen.

Im Anhang finden Sie zudem eine ausführliche Kalorien- und Nährwerttabelle, die Ihnen die Zusammenstellung Ihrer Ernährung deutlich erleichtern kann. Wenn Sie die beschriebenen Grundzüge der Sporternährung beherzigen und dazu regelmäßig trainieren, werden Sie auf sichere Art und Weise Ihre Leistungsfähigkeit steigern, die Gesundheit fördern und Ihre Figur optimieren.

Mit sportlichen Grüßen

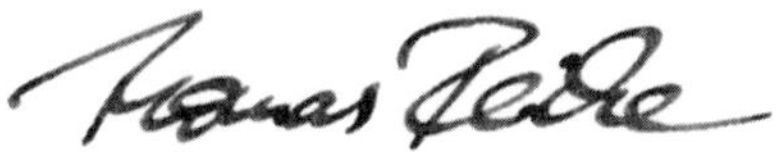

Dipl. oec. troph. Thomas Reiche
Ernährungswissenschaftler / Leistungssportler

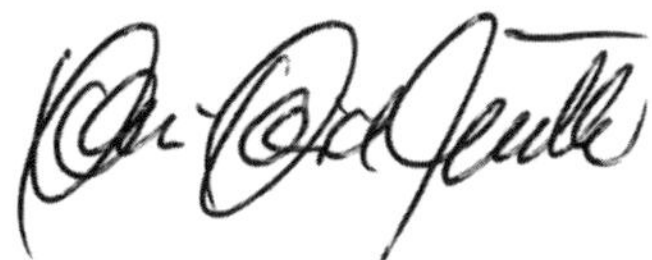

Dr. h. c. Sven-David Müller, M.Sc.
Medizinjournalist / Diätassistent

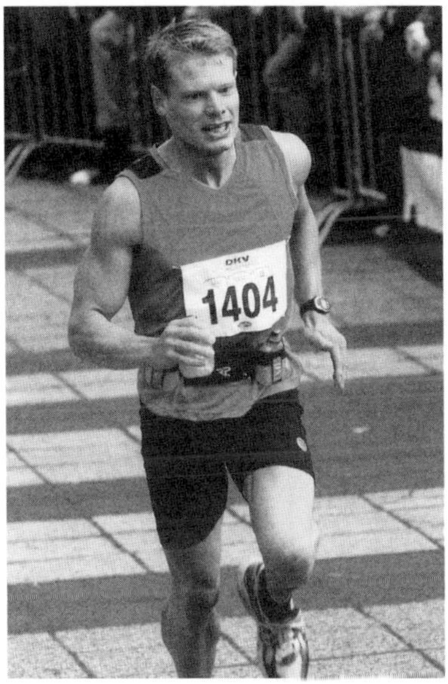

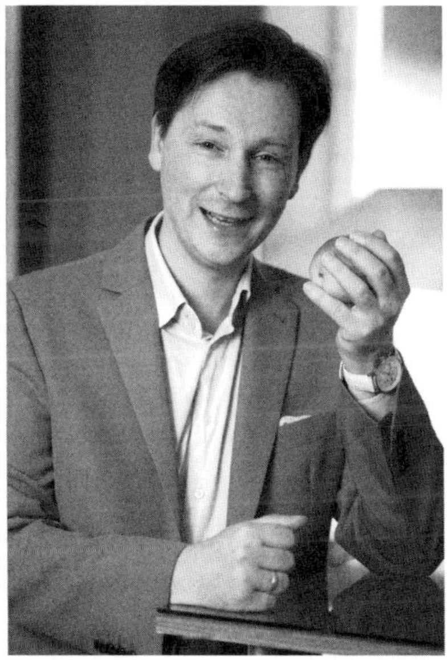

Teil 1

Die Grundlagen bewusster Ernährung

Warum die richtige Ernährungsweise so wichtig ist

Viel zu häufig unterschätzen Nichtsportler – aber auch körperlich Aktive – den Einfluss einer Fehlernährung auf die Entstehung einer Vielzahl von Krankheiten. Heutzutage sind nahezu zwei Drittel aller Erkrankungen durch eine falsche Ernährungsweise (mit)bedingt. Da der Großteil der Zivilisationskrankheiten von Bluthochdruck über Gicht, Arteriosklerose, Diabetes und Herz-Kreislauf-Erkrankungen erst nach jahrelanger Über- und Fehlernährung in Zusammenhang mit allgemeinem Bewegungsmangel auftritt, erkennen die Betroffenen oft nicht den ursächlichen Einfluss ihrer Ernährungweise. Zivilisationskrankheiten kommen von Zivilisationskost. Und die ist zu fett, zu süß und vor allem zu kalorienreich.

Ist und Soll unserer Ernährungsweise

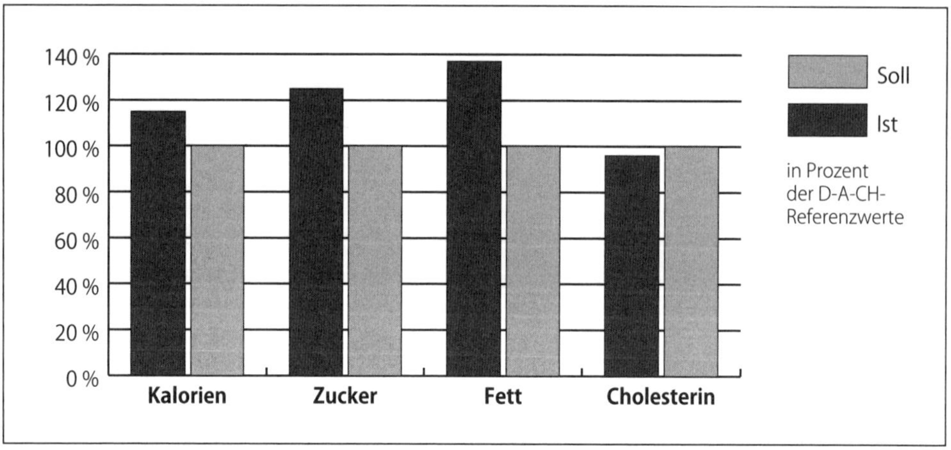

Abb. 1: Tatsächliche und wünschenswerte Zufuhr von Energie, Zucker, Fett und Cholesterin (Quelle: Mod. nach [14])

Als logische Folge dieser Fehlernährung nimmt die Anzahl Übergewichtiger ständig zu. Zurzeit bringt jeder zweite Erwachsene zu viel auf die Waage. Dabei leidet jeder Fünfte unter krankhafter Fettleibigkeit (Adipositas). Dieses massive Übergewicht stellt nicht nur ein großes Risiko für Typ-2-Diabetes und Arteriosklerose dar, sondern auch hinsichtlich der häufigsten Todesursachen in Deutschland: Herzinfarkt und Schlaganfall. Im Jahr 2011 starben laut Statistischem Bundesamt gut 397 000 Menschen an diesen Herz-Kreislauf-Erkrankungen [53].

Der häufig zu hohe Fettanteil in der Nahrung ist durch den zu reichlichen Verzehr tierischer Lebensmittel bedingt, die in der Regel reichlich Fett enthalten. Tierische Fette sind besonders nachteilig, weil sie überwiegend aus gesättigten Fettsäuren sowie Cholesterin bestehen. Zudem erhöhen die vor allem in Fleisch in großer Menge enthaltenen Purine bei genetischer Veranlagung die Harnsäurekonzentration im Blut. Bei fortgesetzt purinreicher Ernährungsweise kristallisiert die Harnsäure in den Gelenken aus und es entsteht eine Gicht. Die in weiten Teilen der Bevölkerung übliche fleischreiche Kost mit einem zu geringen Anteil an pflanzlicher Frischkost, also Gemüse und Obst, fördert zudem den degenerativen Gelenkabbau bei rheumatischen Erkrankungen wie der Arthrose.

Häufigkeit ernährungs(mit)bedingter Krankheiten

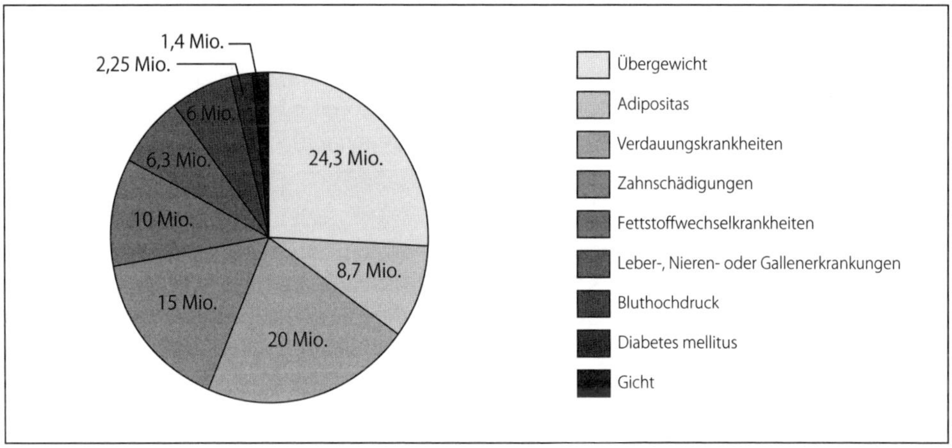

Abb. 2: Häufigkeit ernährungsbedingter bzw. ernährungsmitbedingter Krankheiten (Quelle: Mod. nach [53])

Im Gegensatz zum Fleischverzehr ist der Verzehr von Gemüse und Obst derzeit viel zu niedrig. Nicht einmal zwei Prozent der Bevölkerung erreichen die von der Gesundheitskampagne „5 am Tag" empfohlenen 400 Gramm Gemüse und 250 Gramm Obst pro Tag. Also essen 98 Prozent der Bevölkerung zu wenig Gemüse und Obst. Bei einem niedrigen Gemüse- und Obstverzehr ist das Risiko einer Krebserkrankung und eines Herzinfarktes jedoch deutlich erhöht. Denn die pflanzliche Kost liefert uns reichlich Vitamine, Mineralstoffe, Ballaststoffe und sekundäre Pflanzenstoffe und bietet uns dadurch einen umfassenden Schutz vor Herz-Kreislauf-Krankheiten, Krebs, Fettstoffwechselstörungen (beispielsweise LDL-Cholesterin), Bluthochdruck und Verstopfungen. Infolge des unzureichenden Gemüse- und Obstkonsums ist die Versorgung der Bevölkerung mit lebenswichtigen Vitaminen wie Folsäure und mit ebenso wichtigen Mineralstoffen, insbesondere Calcium, Magnesium und Zink, gefährdet.

Ungebremst hoch ist leider der Verzehr von verarbeiteten Lebensmitteln, Süßigkeiten und Fast Food. Und auch bei den Getränken ist der übermäßige Konsum von gezuckerten Softdrinks und alkoholischen Getränken kritisch zu sehen, da sie der Entstehung von Übergewicht ebenfalls Vorschub leisten. Denn all diese Lebensmittel enthalten in hohem Maße „leere Kalorien", das heißt, sie liefern dem Körper übermäßig viel Energie in Form von Zucker und Fett, aber keine nennenswerten Mengen an Vitaminen und Mineralstoffen. Insbesondere der (tägliche) Alkoholgenuss breiter Bevölkerungsschichten ist in mehrfacher Hinsicht der Gesundheit sowie der körperlichen und geistigen Leistungsfähigkeit abträglich und stellt gleichsam die Krönung einer ungesunden Zivilisationskost dar.

Bedenklich hohe sieben Prozent der Energieaufnahme werden hierzulande täglich in Form von Alkohol aufgenommen. Dieser führt durch seinen hohen Kaloriengehalt von sieben Kilokalorien pro Gramm leicht zu einer überkalorischen Ernährungsweise und fördert damit die Entstehung von Übergewicht. Dadurch, dass der Organismus Alkohol – zu den Mahlzeiten getrunken – als ersten Nährstoff abbaut, Nahrungsfett und teilweise auch Kohlenhydrate und Eiweiße dagegen bevorzugt als Depotfett speichert, forciert selbst gemäßigter Alkoholkonsum die Entstehung von Fettpolstern. Zwischen den Mahlzeiten konsumiert, verdrängt Alkohol hingegen häufig wertvolle Nahrungsinhaltsstoffe wie Vitamine, Mineral- und Ballaststoffe – auch keine vorteilhafte Eigenschaft. Grundsätzlich verringert sich durch Alkoholkonsum die Aufnahme insbesondere von Vitamin B_1 und Zink, wodurch sich die Versorgungslage an diesen nichtenergieliefernden Nährstoffen weiter verschlechtert. Schließlich besitzt Alkohol ein großes Suchtpotenzial, so dass regelmäßiger Genuss alkoholischer Getränke fließend in den Missbrauch übergehen und zu irreversiblen Leber- und Nervenschäden führen kann.

Wer auf seine Gesundheit achten will, ist also gut beraten, sich nicht nur sportlich zu betätigen. Eine intensive Auseinandersetzung mit den Folgen unzureichender oder fehlerhafter Ernährung und ein kritischer Blick auf die eigene Ernährungsweise sind die besten Voraussetzungen – für optimale Leistungen im sportlichen Bereich genauso wie für eine allgemein verbesserte Lebensqualität.

Energiebedarf bei unterschiedlichen körperlichen Belastungen

Energiegewinnung

Sport heißt Bewegung. Und Bewegung bedeutet Muskelarbeit. Damit Muskeln arbeiten können, brauchen sie Energie, also zunächst einmal Kalorien, welche die Ernährung in Form der drei Hauptnährstoffe Kohlenhydrate, Eiweiß und Fett bereitstellt. Die Energiegewinnung erfolgt schließlich vor allem durch Abbau von Kohlenhydraten und Fett zur ultimativen Energieverbindung, dem Adenosin-Tri-Phosphat (ATP). Die genaue Form der Energiebereitstellung hängt entscheidend davon ab, welche Anforderungen an den Muskel gestellt werden (siehe Abbildung 3).

Energiebereitstellung je nach Belastungsdauer

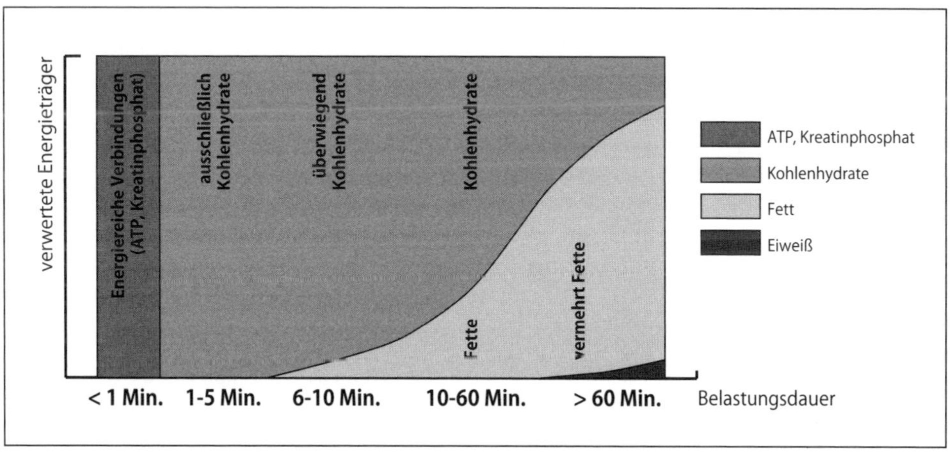

Abb. 3: Art der Energiebereitstellung in Abhängigkeit von der Belastungsdauer
(Quelle: Mod. nach [3])

Charakteristisch für Schnellkraftsportarten – wie Sprint- und Sprungdisziplinen der Leichtathletik oder Mehrkampf – und (Maximal-)Kraftsportarten – beispielsweise Bodybuilding, Krafttraining, Gewichtheben, Powerlifting oder Wurf- und Stoßdisziplinen der Leichtathletik – sind sehr kurze, schnelle Belastungen. Für etwa 10 bis 40 Sekunden kann Kreatin-Phosphat (KP) gespaltenes ATP mit der höchsten Geschwindigkeit wiederherstellen und während dieser Zeit maximale Leistungen ermöglichen. Bei Ausdauersportarten und Fitnesskursen – wie Aerobic, Spinning sowie Mittel- und Langstreckendisziplinen der Leichtathletik – kommt der Abbau von Kohlenhydraten (Glykogen, Glukose) und Fetten (Fettsäuren) ins Spiel. Bei bis zu dreiminütigen Belastungen sowie bei Zwischenspurts in länger andauernden Belastungen wird die als Glykogen gespeicherte Glukose zu ATP abgebaut. Da dies ohne Luftsauerstoff, also *anaerob*, geschieht, entsteht dabei Milchsäure, welche die Leistungsfähigkeit mit zunehmender Konzentration immer weiter herabsetzt. Der Muskel „macht zu". Bei einem Ausdauertraining von mehr als drei Minuten mit einer etwas geringeren Intensität kann die hierfür benötigte Energie mit Hilfe von Sauerstoff, also *aerob*, über die komplette Verbrennung (Oxidation) von Glukose und Fettsäuren bereitgestellt werden.

Ob der Stoffwechsel nun mehr Glukose oder mehr Fett oxidiert, hängt in erster Linie von der Intensität und weniger von der Dauer des Trainings ab. Als Maß für die Leistungsfähigkeit des Herz-Kreislauf-Systems gilt die maximale Sauerstoffaufnahme, bezeichnet als VO_2max. Dieser Wert gibt die maximale Sauerstoffmenge an, die der Körper pro Minute bei größtmöglicher dynamischer Muskelarbeit aufnehmen kann. Die Trainingsintensität wird in der Regel in Prozent der maximalen Sauerstoffaufnahme angegeben. Bei moderaten Trainingseinheiten bis 70 Prozent der maximalen Sauerstoffaufnahme nutzt der Organismus vermehrt die nur langsam verfügbaren Fettsäuren zur Energiegewinnung, während bei intensiven Belastungen die deutlich schnellere Glykogenoxidation überwiegt. Bei intensivem Ausdauertraining sind die Glykogenspeicher spätestens nach 90 bis 120 Minuten verbraucht. Danach stehen dem Organismus im Wesentlichen nur die langsam oxidierbaren Fettsäuren als Energiequelle zur Verfügung, was in der Regel mit drastischen Leistungseinbrüchen verbunden ist, wenn nicht passende Gegenmaßnahmen ergriffen werden (siehe Strategien ab Seite 80).

Es ist jedoch ein weit verbreiteter Mythos, dass Übungen mit gleichbleibend niedriger Intensität, wie dies zum Beispiel beim Nordic Walking der Fall ist, für die Fettverbrennung ideal seien. Wissenschaftliche Untersuchungen belegen, dass gerade gelegentliche Intensitätsspitzen wie High Impact Aerobic, Tae-Bo oder gelegentliche Sprints beim Laufen die Fettverbrennung besonders aktivieren. Die Erklärung für den überraschenden Befund: Noch Stunden nach einer kurzen, intensiven Belastung bleibt die Ruhe-Stoffwechselrate, also der sogenannte Grundumsatz, auf einem höherem Level. Der Kalorienumsatz ist damit größer, als es die körperliche Belastung verlangen würde.

Gut trainierte Athleten sind zudem in der Lage, bei hohen Intensitäten von 75 Prozent der maximalen Sauerstoffaufnahme deutlich mehr Fett zu verbrennen als bei niedrigen Intensitäten von 55 Prozent. Der Grund hierfür ist, dass der Organismus sich an regelmäßig durchgeführtes Fettstoffwechseltraining anpasst. Dadurch kann er bei einer gegebenen Belastungsintensität mehr Fette verbrennen, als dies bei Nichtsportlern der Fall ist, was mit einer Schonung der wertvollen Kohlenhydratspeicher (Muskelglykogen) einhergeht. In Bezug auf die Fettverbrennung hat sich übrigens Laufen als wesentlich effektiver als Radfahren erwiesen [25]. Eiweiß und dessen Bausteine, die Aminosäuren, sind nur zu zwei bis fünf Prozent am Energiestoffwechsel beteiligt, weil diese Art der Energiegewinnung besonders unökonomisch ist. Grundsätzlich, das heißt unabhängig von allen Werten zur Pulsfrequenz und maximalen Sauerstoffaufnahme, ist aber jede einzelne Minute einer sinnvollen sportlichen Aktivität gesundheitsförderlich.

Einteilung und Bedeutung der Nahrungsinhaltsstoffe

Die Nahrung dient dazu, die verbrauchten Energiespeicher wieder aufzufüllen. Die sportliche Aktivität schafft den Bedarf, den dann der Sportler mit einer angepassten Ernährungsweise möglichst bedarfsgerecht deckt. Dabei lassen sich die Nahrungsinhaltsstoffe in Nährstoffe und Vitalstoffe einteilen, die keine für den Organismus verwertbare Energie enthalten:

Nährstoffe	**Vitalstoffe**

→ Kohlenhydrate
→ Eiweiße (Proteine)
→ Fette (Lipide)
→ Alkohol
	→ Vitamine
	→ Mineralstoffe (Elektrolyte)
	    → Mengenelemente
	    → Spurenelemente
	→ Sekundäre Pflanzenstoffe
	→ Ballaststoffe
	→ Wasser

Tab. 1: Einteilung der Nahrungsinhaltsstoffe

Die Hauptnährstoffe Kohlenhydrate und Fette dienen der Energiegewinnung und können sich je nach der zur Verfügung stehenden Sauerstoffmenge gegenseitig vertreten. Eiweiß dient in erster Linie dem Ersatz und Neuaufbau eiweißhaltiger Substanzen (Muskeln, Enzyme, Hormone). Nur in Ausnahmefällen kann Eiweiß Energie liefern, wie beispielsweise im Hungerzustand oder bei über 120 Minuten dauerndem Ausdauertraining. Die nichtenergieliefernden Substanzen sind für die Freisetzung der in den Hauptnährstoffen enthaltenen Energie und die Stoffwechselregulation notwendig. Tabelle 2 zeigt die Bedeutungen der verschiedenen Nähr- und Vitalstoffe für den Sportler im Einzelnen.

Kohlenhydrate	Primäre Energielieferanten, Energiereserve (Glykogen)
Proteine	(Auf-)Baustoffe
Fette	Zusätzliche Energielieferanten, Energiereserve
Vitamine	Stoffwechselregulation
Mineralstoffe / Spurenelemente	Stoffwechselregulation, Wasserhaushalt, Muskelkontraktion, Herzfunktion, nervale Reizleitung, Aufbau von Zähnen und Knochen
Wasser	Transportfunktion, Überhitzungsschutz

Tab. 2: Bedeutung der Nähr- und Vitalstoffe für den Sportler

Energie- und Nährstoffbedarf

Neben den Aufbauprozessen ist die ausreichende Energieversorgung der wichtigste Punkt für Sportler. Wer mehr Leistung will, reagiert empfindlicher als ein Nichtsportler auf einen Nährstoffmangel. Über die in der Nahrung enthaltenen Nährstoffe liefern wir dem Organismus die nötige Energie:

Nährstoff	Energiegehalt pro Gramm
Fett	9,3 kcal
Kohlenhydrate	4,1 kcal
Protein	4,1 kcal
Alkohol	7 kcal

Tab. 3: Energiegehalt der Nährstoffe

Die Angabe der Energie erfolgt in *kcal* (Kilokalorien) oder *kJ* (Kilojoule), wobei eine Kilokalorie 4,2 Kilojoule entspricht. Ihren persönlichen Energiebedarf errechnen Sie ganz einfach. Der Gesamtumsatz setzt sich aus dem Grundumsatz plus Leistungsumsatz zusammen. Der Grundumsatz ist die Energie, die der Körper zur Aufrechterhaltung seiner Lebensfähigkeit nüchtern, also 12 bis 24 Stunden nach der Nahrungsaufnahme, und bei völliger körperlicher und emotioneller Inaktivität benötigt (Ruhe-Nüchtern-Umsatz). Durchschnittlich beträgt der Grundumsatz näherungsweise eine Kilokalorie pro Körperkilogramm und Stunde. Als Leistungsumsatz wird die zusätzlich erforderliche Energie für eine sportliche Aktivität (Trainingsumsatz) sowie den Arbeits- und Freizeitbereich bezeichnet.

Grundumsatz = Körpergewicht (kg) x 24 (Stunden)
Gesamtumsatz = Grundumsatz + Leistungsumsatz

International hat sich durchgesetzt, den Gesamtumsatz als Mehrfaches des Grundumsatzes anzugeben. Dabei multipliziert man den Grundumsatz mit einem Leistungsfaktor, dem sogenannten Physical Activity Level (PAL). Dieser steigt mit zunehmender körperlicher Aktivität und kann Werte von 1,2 bis 2,4 annehmen.

Gesamtumsatz = Grundumsatz x Leistungsfaktor

Einen Anhaltspunkt gibt die Übersicht beispielhafter Leistungsfaktoren in Tabelle 4. Ein PAL-Wert von 2,0 ist ein guter Richtwert sowohl für Leistungssportler als auch für ambitionierte Freizeitsportler. Der Wert ergibt sich aus einer mittleren körperlichen Aktivität während Arbeit und Freizeit (1,7) zuzüglich des Trainingsumsatzes für ambitioniert trainierende Freizeitsportler, die mindestens drei- bis fünfmal die Woche etwa 60 Minuten trainieren (0,3).

Bei Leistungssportlern, die keiner beruflichen Tätigkeit nachgehen, ist der Arbeits- und Freizeitumsatz niedriger, der Trainingsumsatz dafür aber höher, so dass der Gesamtwert gleich bleibt.

Leistungsfaktor	Beschreibung / Personengruppen
1,4 (leichte Aktivität)	überwiegend sitzende Tätigkeit, kaum Sport
1,7 (mittlere Aktivität)	z. B. Studenten, Hausarbeit, Fließbandarbeit, etwas Sport
2,0 (hohe Aktivität)	z. B. Leistungssportler, leistungsorientierte Freizeitsportler

Tab. 4: Beispielhalfte Leistungsfaktoren zur Berechnung des Gesamtumsatzes (Quelle: Mod. nach [13])

Ein Kraftsportler mit einem Körpergewicht von 80 Kilogramm hätte nach dieser Berechnung beispielsweise folgenden Grund- und Gesamtumsatz:

Grundumsatz = 80 (Körpergewicht) x 24 (Stunden) x 1 kcal = 1920 kcal
Gesamtumsatz = 1920 kcal (Grundumsatz) x 2,0 (Leistungsfaktor) = 3840 kcal

Ambitioniert trainierende Freizeitsportler stehen wie erwähnt hinsichtlich des Energiebedarfs mit Leistungssportlern auf einer Stufe. Der Trainingsumsatz liegt für beide Gruppen je nach Alter zwischen 400 und 1200 kcal für Männer und 200 und 800 kcal für Frauen.

Eine weitere Möglichkeit, Ihren Gesamtumsatz unter Berücksichtigung von Alter und Sportart noch genauer zu errechnen, ergibt sich, indem Sie zunächst mit Hilfe der Richtwerte aus Tabelle 5 Ihren Energiebedarf für die durchschnittliche Energiezufuhr ermitteln. Anschließend addieren Sie zum so erhaltenen Energiebedarf den Trainingsumsatz, also den Energieverbrauch für Ihre sportlichen Aktivitäten, gemäß den Werten aus Tabelle 6 (siehe nächste Seite).

Alter	Männer (kcal/kg/Tag)	Frauen (kcal/kg/Tag)
15-18 Jahre	46 kcal	43 kcal
19-24 Jahre	41 kcal	40 kcal
25-50 Jahre	39 kcal	39 kcal
51-64 Jahre	35 kcal	35 kcal
65 Jahre und älter	34 kcal	33 kcal

Tab. 5: Richtwerte für die Energiezufuhr bei mittlerer körperlicher Aktivität
(Quelle: Mod. nach [13])

Sportart		Energieverbrauch (kcal/kg/h)
Gymnastik		3,8 kcal
Tischtennis		4,0 kcal
Walking		4,8 kcal
Krafttraining / Bodybuilding		5,6 kcal
Aerobic		6,0 kcal
Ski alpin		6,2 kcal
Tennis		6,6 kcal
Inlineskating		7,0 kcal
Bergwandern		7,2 kcal
Fußball, Basketball, Handball		7,8-8,3 kcal
Rad fahren	(15 km/h) (20 km/h) (30 km/h)	5,7 kcal 8,0 kcal 12,9 kcal
Schwimmen	(1,5 km/h) (3,5 km/h)	5,7 kcal 15,7 kcal
Laufen	(9 km/h) (12 km/h) (17 km/h)	8,6 kcal 12,6 kcal 17,4 kcal
Skilanglauf	(9 km/h) (15 km/h)	8,6 kcal 18,6 kcal

Tab. 6: Energieumsatz pro Stunde pro Kilogramm Körpergewicht für diverse Sportarten (Quelle: Mod. nach [39])

Zur Verdeutlichung auch hier ein Beispiel: Eine 24-jährige Frau (60 kg) fährt 45 Minuten Inlineskates. Der Richtwert für die Tagezufuhr ergibt sich aus dem entsprechenden Wert gemäß Alter und Geschlecht nach Tabelle 5 multipliziert mit dem Körpergewicht. Dazu kommt der Trainingsumsatz für Inlineskating aus Tabelle 6 multipliziert mit der entsprechenden Trainingsdauer (auf Stunden gerechnet) und dem Körpergewicht. Also:

Richtwert für Tageszufuhr = 40 kcal (Tabellenwert) x 60 (Gewicht) = 2400 kcal
Trainingsumsatz = 7,0 kcal (Tabellenwert) x 60 (Gewicht) x 0,75 (Stunden) = 315 kcal
Gesamtumsatz = 2400 kcal (Tageszufuhr) + 315 kcal (Trainingsumsatz) = 2715 kcal

Bei einem 30-jährigen Mann von 84 Kilogramm Körpergewicht erhält man bei gleicher sportlicher Betätigung einen rechnerischen Gesamtumsatz von 3717 kcal, würde der Mann aber stattdessen zwei Stunden mit durchschnittlich 20 km/h Rad fahren, läge sein Gesamtumsatz bei stolzen 4620 kcal.

Energiebilanz und Bewertung des Körpergewichtes

Ihre Energiebilanz ist ausgeglichen, wenn sie Ihrem Körper mit der Nahrung genau die Energiemenge zuführen, die er für Grund- und Leistungsumsatz verbraucht. Bei positiver Energiebilanz überwiegt die Energiezufuhr, so dass Ihr Körpergewicht ansteigt. Bei negativer Energiebilanz verbrauchen Sie dagegen mehr Energie, als Sie über die Nahrung aufnehmen, Sie nehmen also ab. Ist die Energiebilanz ausgeglichen, verändert sich Ihr Körpergewicht nicht.

Um zu überprüfen, ob Ihre Energiebilanz ausgeglichen und somit Ihr Gewicht konstant ist, müssen Sie sich immer unter den gleichen Bedingungen wiegen. Der beste Zeitpunkt dafür ist morgens direkt nach dem Aufstehen und nach Abgabe des Morgenurins. So lassen sich Gewichtsschwankungen, etwa durch unterschiedlich große Trinkmengen direkt vor dem Wiegen, weitgehend ausschließen. Bitte wiegen Sie sich auch immer unbekleidet oder zumindest bei gleichem Bekleidungszustand. Für die Überprüfung der Energiebilanz reicht es aus, sich ein- bis zweimal pro Woche zu wiegen. Verändert sich Ihr Körpergewicht um ein Kilogramm oder mehr von einem Tag auf den anderen, beruht dies auf Wasserverschiebungen. Diese sind völlig normal und haben nichts mit Veränderungen des Köperfetts zu tun.

Früher wurde zur Bewertung des Körpergewichtes die sogenannte Broca-Formel (Körpergröße minus 100) herangezogen. Sie berücksichtigt allerdings nicht ausreichend den Körperbau, so dass die Einstufung des Körpergewichtes bei kleinen Personen tendenziell höher ausfällt als bei großen Menschen. Deshalb wird seit einigen Jahren international der Körpermassenindex, englisch Body-Mass-Index (BMI), als Orientierungsmaß für Norm-, Über- oder Untergewicht angewandt. Der BMI berechnet sich aus dem Körpergewicht in Kilogramm dividiert durch die Körpergröße in Metern zum Quadrat. Der Wert wird ohne Einheit angegeben.

$$\textbf{Body-Mass-Index (BMI)} = \frac{\textbf{Körpergewicht (kg)}}{\textbf{Körpergröße (m)} \times \textbf{Körpergröße (m)}}$$

Bei 76 Kilogramm Körpergewicht und einer Körpergröße von 1,70 Metern beträgt der BMI beispielsweise 26,3 (errechnet aus 76 geteilt durch 1,7 zum Quadrat). Laut Weltgesundheitsorganisation (WHO) haben Sie bei BMI-Werten zwischen 18,5 und 24,9 Normalgewicht (siehe Tabelle 7). Streng genommen unterscheidet sich der Normbereich des BMI für Frauen und Männer leicht. Während die BMI-Norm für Frauen zwischen 18,5 und 23,9 liegt, reicht die BMI-Norm für Männer von 20 bis 24,9.

Gewichtsklassifizierung nach WHO	BMI (kg/m²)
Untergewicht	< 18,5
Normalgewicht	18,5-24,9
Übergewicht	≥ 25,0
→ Vorstufe Fettsucht (Adipositas)	25,0-29,9
→ Adipositas Grad 1	30,0-34,9
→ Adipositas Grad 2	35,0-39.9
→ Adipositas Grad 3	≥ 40,0

Tab. 7: Klassifizierung von Übergewicht und Adipositas bei Erwachsenen nach BMI (Quelle: Mod. nach [62])

Ursprünglich ist der BMI für gesunde Nichtsportler konzipiert worden. Da Muskelgewebe aber schwerer als Fettgewebe ist und Sportler – vor allem Kraftsportler – deutlich mehr Muskelmasse als Nichtsportler haben, weist der BMI für trainierte Athleten zu hohe Werte aus. Im (Kraft-)Sport ist der BMI als einziges Kriterium für Übergewicht somit nur begrenzt aussagefähig. Ein BMI-Wert über 25 ist insbesondere bei Kraftsportlern meist ein Hinweis auf eine große Muskelmasse, was ja durchaus gewollt wäre. Darüber hinaus berücksichtigt der BMI weder den individuellen Körperbau noch sagt er etwas darüber aus, wo sich das Körperfett konzentriert. Der berüchtigte Rettungsring um den Bauch geht viel häufiger mit Krankheiten wie Diabetes und Herzinfarkt einher als der Speck an Beinen oder Armen.

Zur genaueren Beurteilung des Körpergewichts sollten Sie daher Ihren Körperfettanteil mit Hilfe der Bioelektrischen Impedanzanalyse (BIA) bestimmen. Bei der BIA wird über Elektroden ein geringer Wechselstrom durch den Körper geleitet und der dabei auftretende Spannungsabfall gemessen. Basierend auf dem Prinzip, dass Wasser und fettfreies Gewebe eine größere Leitfähigkeit besitzen als Fettgewebe, kann mit hoher Genauigkeit auf die fettfreie Körpermasse, vor allem das Muskelgewebe, und auf das Gesamtkörperwasser rückgeschlossen werden. Anschließend wird die Fettmasse indirekt als Differenz zwischen Körpergewicht und fettfreier Körpermasse berechnet. Für Männer reicht der Bereich des Körperfettanteils, der mit dem geringsten Risiko für Stoffwechselstörungen und Herz-Kreislauf-Erkrankungen verbunden ist, von 10 bis 19,9 Prozent. Da Frauen naturgemäß einen höheren Fettanteil mit günstigerer Verteilung an Po und Oberschenkel aufweisen, liegt bei ihnen der Normalbereich bei 20 bis 29,9 Prozent (siehe Tabelle 8).

Einteilung	Körperfettanteil (Frauen)	Körperfettanteil (Männer)
Sportler	12-25 %	5-15 %
Normalbereich	20-29,9 %	10-19,9 %
Übergewichtsbereich	30-34,9 %	20-24,9 %
Adipositasbereich	≥ 35 %	≥ 25 %

Tab. 8: Bereiche für Körperfett junger Erwachsener (Quelle: Mod. nach [49, 51])

Woraus besteht eine bedarfsgerechte Ernährungsweise?

Basisernährung

Ganz gleich, ob Kraft-, Schnellkraft- oder Ausdauersportler – alle ambitioniert trainierenden Sportler haben bedingt durch das intensive Training einen erhöhten Nährstoffbedarf. Eine für Freizeit- wie Leistungssportler gleichermaßen geeignete Ernährungsweise ist die Basisernährung. Ausgehend von den Empfehlungen für gesunde Nichtsportler ist sie an den erhöhten Bedarf an lebensnotwendigen Nähr- und Vitalstoffen adaptiert. Da Kohlenhydrate im Energiestoffwechsel des arbeitenden Muskels eine dominierende Rolle spielen, zielt die Basisernährung darauf ab, den Kohlenhydratanteil in der Nahrung auf Kosten des Fettanteils zu erhöhen sowie hochwertiges Protein zu liefern. Diese kohlenhydratbetonte und fettkontrollierte Basisernährung berücksichtigt die Anforderungen, die das durchgängige ganzjährige Training an den Sportler stellt, und ist für die Gesunderhaltung und die Leistungsstabilität entscheidend. Daher empfehlen Sportmediziner und Ernährungswissenschaftler für Leistungssportler und ambitionierte Freizeitsportler folgende Zufuhr an Hauptnährstoffen:

Basisernährung des Sportlers

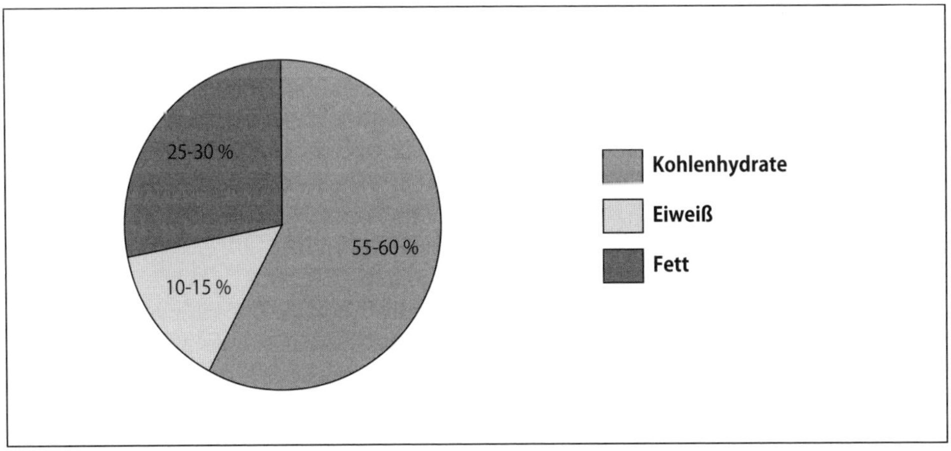

Abb. 4: Grundmuster der Nährstoffverteilung für Leistungssportler und ambitionierte Freizeitsportler (Quelle: Mod. nach [20])

In der Praxis lässt sich die Basisernährung leicht durch abwechlungsreiche Mischkost unter Verwendung von Lebensmitteln mit hoher Nährstoffdichte umsetzen. Die Nährstoffdichte gibt dabei das Verhältnis des Nährstoffgehaltes zur Energiemenge eines Lebensmittels an: Je höher die Nährstoffdichte, desto günstiger ist das Verhältnis. Lebensmittel wie Getreideprodukte (einschließlich Reis und Nudeln), Kartoffeln, Hülsenfrüchte, Gemüse und Obst, Milch und fettarme Milchprodukte bilden den Großteil der Basisernährung, die durch Fisch, Geflügel, magere Fleischsorten und Ei gezielt ergänzt wird.

Differenzierung nach Sportarten und Phasen

Allgemein gilt, dass Kraftsportler gegenüber Nichtsportlern zum Aufbau und Erhalt von Muskelgewebe einen erhöhten Eiweißbedarf aufweisen, während Ausdauersportler zur Maximierung ihrer Glykogenspeicher ihren Kohlenhydratanteil an der Energiezufuhr steigern sollten. Dabei haben neue Studien gezeigt, dass Kraftsportler ebenfalls ihre Kohlenhydratzufuhr erhöhen sollten, um für hochintensive Trainingseinheiten in der Muskelaufbauphase genügend Energie zu haben [29]. Zudem ist bei Ausdauerathleten ab einer Belastungsdauer von einer Stunde der Eiweißbedarf höher als in der Vergangenheit angenommen. Dies ist auf die Energiegewinnung über die Oxidation von Proteinbausteinen, den Aminosäuren, sowie auf die Reparatur verschlissener Strukturproteine zurückzuführen [54, 57].

Die meisten Sportarten lassen sich in drei Hauptgruppen zusammenfassen, die in ihrer Belastungsstruktur sowohl im Training als auch im Wettkampf ähnlich sind (siehe Tabelle 9). In den beiden Extrembereichen Kraft- und Ausdauersport wird vorwiegend jeweils Kraft oder Ausdauer trainiert, während die Gruppe der Schnellkraftsportler in verschiedenen Trainingseinheiten Schnelligkeit, Kraft und Ausdauer einzeln trainiert, um schließlich die sportartspezifisch gewünschte Schnellkraft oder Schnellkraftausdauer zu erzielen. Jede Sportartengruppe stellt an den Organismus charakteristische Leistungsanforderungen, die eine unterschiedliche Verteilung der Nährstoffe (Nährstoffrelation) notwendig machen.

Neben den drei großen Hauptgruppen der Kraft-, Schnellkraft- und Ausdauersportarten gibt es zwei Mischformen, Kraftausdauersportarten und Spielsportarten, die aber von der Nährstoffverteilung den Kraftsport- bzw. Schnellkraftsportarten zugeordnet werden können. Für diese Mischformen gilt:

→ **Kraftausdauersportarten** wie Rudern, Kanufahren und Bergsteigen stellen als Anforderung, submaximale Bewegungswiderstände über einen längeren Zeitraum ohne Ermüdung zu überwinden. Hinsichtlich der Nährstoffrelation sind Kraftausdauersportler den Kraftsportlern zuzurechnen.

→ **Spielsportarten** wie Fußball, Basketball, Handball, Eishockey, Squash oder Tennis sind durch intermittierende Belastungen gekennzeichnet: Basierend auf einer guten Grundlagenausdauer dominieren dynamische, hochintensive Intervalle im Wechsel mit kurzen Ruhepausen. Die Energiegewinnung bei schnellen Spielaktionen erfolgt – wie im Schnellkraftsport – vor allem anaerob über Kreatinphosphat sowie Glykogen unter Milchsäurebildung, weswegen die Nährstoffverteilung in Spielsportarten mit der in Schnellkraftsportarten identisch ist.

Kraftsportarten	Schnellkraftsportarten	Ausdauersportarten
→ Bodybuidling → Krafttraining → Gewichtheben → Powerlifting → Stoßdisziplinen in der Leichtathletik → u. a.	→ Kurzstrecken in der Leichtathletik → Diskus-, Speerwerfen → Hoch-, Weitsprung → Kurzstreckenschwimmen → Ski alpin, Skispringen → Bahnradsport → Eisschnelllauf (500 m) → Turnen, Gymnastik → Karate, Taekwondo, Kickboxen → u. a.	→ Laufen: Mittel-, Langstrecken, Marathon, Ultra-Marathon → Gehen: (Nordic-)Walking → Spinning, Aerobic → Inlineskating → Langstreckenschwimmen → Straßenradsport → Skilanglauf → Biathlon, Triathlon → u. a.
Kraftausdauersportarten	**Spielsportarten**	
→ Rudern, Kanurennsport → Bergsteigen → Eisschnelllauf (ab 1500 m) → Boxen, Ringen, Judo → u. a.	→ Fußball, Basketball, Handball → Eishockey → Squash, Tennis, Badminton → u. a.	

Tab. 9: Einteilung der Sportarten in drei Hauptgruppen mit ähnlicher Belastungsstruktur (Quelle: Mod. nach [16])

Die unterschiedlichen Anforderungen in den verschiedenen Sportarten finden ihren Ausdruck in einer nach Sportartengruppen differenzierten Trainingsernährung, also einer modifizierten Basisernährung. Dabei erfolgt eine Anpassung der Basisernährung im Sinne einer Verringerung des Fettanteils zugunsten einer Steigerung des Kohlenhydrat- und Eiweißgehaltes der Nahrung.

In Tabelle 10 sind die Nährwertrelationen für die verschiedenen Ernährungsphasen (Training, Vorwettkampf, Wettkampf und Regeneration) jeder Hauptsportartengruppe angegeben. Die Angabe erfolgt in Prozent der Gesamtenergiezufuhr. Am wichtigsten ist dabei die Ernährung in der Trainingsphase. Sie umfasst den größten Teil des Trainingsjahres, bei Freizeitsportlern praktisch das ganze Trainingsjahr. Für Leistungssportler und ambitionierte Freizeitsportler, die – zumindest gelegentlich – an Wettkämpfen teilnehmen, ist darüber hinaus die Ernährung in der Vorwettkampfphase, am Wettkampftag sowie während der Regenerationsperiode entscheidend. Details zu diesen Ernährungsphasen finden Sie im Abschnitt „Richtig essen vor, während und nach Training und Wettkampf“ ab Seite 80.

Sportart	Training	Vorwettkampf	Wettkampf	Regeneration
Kraftsport				
→ Kohlenhydrate	55-60 %	60-65 %	60 %	55 %
→ Eiweiß	12-15 %	20-25 %	15 %	20 %
→ Fett	25-30 %	10-15 %	25 %	25 %
Schnellkraftsport				
→ Kohlenhydrate	60-63 %	63-66 %	70 %	60 %
→ Eiweiß	12-15 %	12-15 %	10 %	17 %
→ Fett	25 %	22 %	20 %	23 %
Ausdauersport				
→ Kohlenhydrate	60-65 %	70-75 %	75 %	60 %
→ Eiweiß	10-14 %	10-12 %	10 %	22 %
→ Fett	25-26 %	15-18 %	15 %	18 %

Tab. 10: Nährstoffrelation differenziert nach Sportartengruppe und Ernährungsphase (Quelle: Mod. nach [16])

Gefahren der Fehlernährung bei Sportlern

Sportler sind – insbesondere bei leistungsmäßig betriebenem Sport – einem erhöhten Risiko ausgesetzt, Essverhaltensstörungen zu entwickeln. Dabei sind sowohl Formen von Magersucht (Anorexia nervosa) als auch von sogenannter Muskelsucht (inverse Anorexie) verbreitet.

Magersucht ist eine psychische Störung. Erkrankte nehmen sich trotz Untergewicht als übergewichtig wahr, haben eine stark ausgeprägte Angst, zuzunehmen, und kontrollieren daher strikt ihre Nahrungsaufnahme. Je nach Ausprägung kommen Verhaltensweisen wie selbst herbeigeführtes Erbrechen, der Gebrauch von Diuretika oder Appetitzüglern sowie übertrieben intensive körperliche Aktivität hinzu. Tritt diese Essverhaltensstörung aus einer bestehenden Sportsucht heraus auf, spricht man von Anorexia athletica. Betroffene sehen sich dem Drang ausgesetzt, sich intensiv körperlich zu betätigen, und verringern ihr Körpergewicht bewusst bis an die Grenze des Untergewichts oder darüber hinaus [10]. Die Ursache ist dabei zunächst nicht psychischer Natur, sondern erwächst aus dem Versuch, verbesserte sportliche Leistungen zu erlangen, Vorbildern nachzueifern oder beispielsweise in einer niedrigeren Gewichtsklasse zu starten, um die eigenen Siegchancen zu erhöhen. Gelingt aber auch nach einer Wettkampfphase oder der Beendigung der sportlichen Laufbahn die Ernährungsumstellung nicht, besteht ein erhöhtes Risiko, in Anorexia nervosa abzugleiten [48].

Bei der Vorbeugung einer Anorexia athletica steht die Information des Athleten über ein gesundes Essverhalten im Vordergrund. Vermeindliche Schönheitsideale sollten grundsätzlich hinterfragt und rigide Diäten vermieden werden. Auf Grund der oft verzerrten Selbsteinschätzung sind Trainer und Mitathleten gefragt, um Betroffene möglichst ohne Vorwürfe auf beobachtete Veränderungen hinzuweisen und im Zweifelsfall den Rat eines Sportmediziners oder Psychologen zu suchen.

Frauen sind zehnmal häufiger von einer Anorexia athletica betroffen als Männer. Gefährdet sind insbesondere Sportler in ästhetischen Sportarten (wie Turnen, Eiskunstlauf, Synchronschwimmen), Ausdauersportarten (wie Langstreckenkauf, Biathlon, Triathlon), technischen Sportarten (wie Skispringen, Skifliegen) sowie gewichtslimitierten Sportarten (wie Boxen, Ringen).

Überwiegend bei Männern tritt die Muskelsucht (inverse Anorexie, auch „Adonis-Komplex") auf. Es handelt sich um eine Selbstwahrnehmungsstörung, bei der Betroffene die Ausprägung ihrer Muskulatur als nicht ausreichend wahrnehmen, selbst wenn sie überdurchschnittlich stark ausgeprägt ist. Der Psychologe Roberto Olivardia nennt im Zusammenhang mit dem Adonis-Komplex auch Eigenschaften wie geringes Selbstwertgefühl und Hang zur Perfektion.

Das Krankheitsbild selbst ist dennoch weitgehend unerforscht. Es tritt vor allem bei Bodybuildern auf. Die Ernährungsweise ist dann extrem einseitig auf den Aufbau von Muskelmasse ausgelegt. Betroffene nehmen häufig gezielt übermäßige Mengen an Proteinen auf und neigen sehr stark zur Vermeidung fetthaltiger Nahrungsmittel. Warnzeichen können eine Gewichtsabnahme trotz regelmäßiger Essanfälle, Hormonstörungen und Akne sein. Nicht zuletzt besteht die Gefahr, dass Betroffene früher oder später auch zur Einnahme von Anabolika übergehen. Wie bei der Magersucht sollten Trainer und Mitathleten auch bei der Muskelsucht Betroffene vorsichtig auf ihren Verdacht aufmerksam machen und gegebenenfalls den Rat eines Experten einholen.

Steht hingegen von Anfang an eine bewusste und kontrollierte Ernährungsweise neben der Trainingsplanung im Fokus, können Essverhaltensstörungen auch im Leistungs- und Wettkampfsport vermieden werden.

Teil 2

Die einzelnen Bestandteile und ihre Bedeutung in der Sporternährung

Kohlenhydrate – die bevorzugte Energiequelle

Aufbau und Bedeutung von Kohlenhydraten

Kohlenhydrate sind die wichtigsten Energielieferanten für alle Sportler, insbesondere bei Training mit hoher Intensität. Aufgrund des hohen Sauerstoffanteils liefern Kohlenhydrate bei ihrer Verbrennung mehr Energie als Fett und Eiweiß. In der Ernährung des Sportlers spielen sie daher eine dominierende Rolle. Sie sollten mindestens die Hälfte des täglichen Kalorienbedarfs abdecken.

Kohlenhydrate kommen in der Nahrung vielfältig vor, beispielsweise in Brot, Obst, Gemüse, Nudeln, Fruchtsäften und Erfrischungsgetränken. Diese Kohlenhydratquellen sind für Sportler von unterschiedlichem Wert. Grundsätzlich sind alle Kohlenhydrate aus Zuckerbausteinen, den Sacchariden, aufgebaut. Es gibt Kohlenhydratlieferanten, die süß schmecken, und andere, die eher geschmacksneutral sind. Süß schmecken die Einfach- und Zweifachzucker, die aus einem beziehungsweise zwei Saccharid-Molekülen bestehen. Traubenzucker (Glukose) und Fruchtzucker (Fruktose) sind typische Beispiele für Einfachzucker. Sind die beiden Moleküle Trauben- und Fruchtzucker miteinander verknüpft, haben wir einen typischen Vertreter der Zweifachzucker, den weißen Haushaltszucker (Saccharose). Geschmacksneutral sind die komplexen Kohlenhydrate oder Mehrfachzucker, bei der viele Traubenzuckermoleküle zu einer langen Kette verknüpft sind. Die drei Arten der Mehrfachzucker (Polysaccharide) sind Stärke, Glykogen und Zellulose. Stärke kommt in den meisten Getreidesorten und in Gemüse vor, besonders in Kartoffeln. Pflanzen nutzen die Stärke als Speicherform von Kohlenhydraten, während Tiere und Menschen Kohlenhydrate in Form von Glykogen speichern.

In der täglichen Ernährung kommen den unterschiedlichen Kohlenhydratstrukturen dabei verschiedene Funktionen zu:

→ **Monosaccharide (Einfachzucker)** werden vom Körper schnell resorbiert. Sie erhöhen den Blutzuckerspiegel und bewirken einen spontanen Energieschub. Allerdings schützt sich der Körper vor einer übermäßigen Erhöhung des Blutzuckerspiegels durch Ausschüttung des Hormons Insulin aus der Bauchspeicheldrüse.

→ **Disaccharide (Zweifachzucker)** werden ebenfalls schnell resorbiert. Einer raschen Steigerung der körperlichen Leistungsfähigkeit folgt durch Insulinausschüttung ein ebenso schneller Leistungsabfall. Diese Kohlenhydrate sollten daher gemieden werden.

→ **Oligosacharide (Mehrfachzucker)** sind ein wesentlicher Bestandteil von Energieriegeln, Energie-Gels und Isogetränken während Training und Wettkampf. Für die Ernährung des Nichtsportlers sind sie jedoch von geringer Bedeutung.

→ **Polysaccharide (Vielfachzucker)** sind die für die menschliche Ernährung wichtigsten Kohlenhydrate. Vor der Resorption müssen sie zunächst durch Enzyme in Monosaccharide aufgespalten werden. Dadurch steigt der Blutzuckerspiegel nur mäßig an und der Organismus leitet keine Gegenreaktion ein. Die Folge ist eine gleichmäßig hohe Energiebereitstellung für längere Zeit.

Die folgende Tabelle zeigt typische Vertreter und deren Vorkommen in Lebensmitteln:

Kohlenhydratart	**Wichtige Vertreter / Vorkommen**
Monosaccharide (Einfachzucker)	→ Glukose (Traubenzucker), z. B. in Süßwaren, Süßgetränken → Fruktose (Fruchtzucker), z. B. in Honig, Früchten → Galaktose (Schleimzucker), z. B. in Milch
Disaccharide (Zweifachzucker)	→ Saccharose (Haushaltszucker), z. B. in Marmelade, Backwaren → Laktose (Milchzucker), z. B. in Milch, Milchprodukten → Maltose (Malzzucker), z. B. in Malzbier
Oligosaccharide (Mehrfachzucker)	→ Maltodextrine wie Maltotriose (z. B. in Sportenergiegetränken und -riegeln, Malzbier) oder Maltopentose (z. B. in Toast, Weißbrot, Knäckebrot, Zwieback)
Polysaccharide (Vielfachzucker)	→ pflanzliche Stärke (wie Amylopektin oder Amylose), z. B. in Naturreis, Kartoffeln, Bananen, Haferflocken, Müsli, Vollkornbrot → tierische Stärke (Glykogen), z. B. in Leber

Tab. 11: Übersicht und Vorkommen der wichtigsten Kohlenhydratstrukturen (Quelle: Mod. nach [27, 41])

Als Ballaststoffe (Nahrungsfasern) werden Bestandteile pflanzlicher Lebensmittel zusammengefasst, die von den Verdauungsenzymen des Menschen nicht gespalten werden können. Es handelt sich, mit Ausnahme von Lignin, vor allem um unverdauliche Polysaccharide wie Zellulose, Hemizellulose und Pektin. Obwohl Ballaststoffe keine Energie liefern, haben sie einen hohen Gesundheitswert. Insbesondere verringern sie das Dickdarmkrebsrisiko um 40 Prozent, beugen Dickdarmerkrankungen (Divertikulose) vor, senken sowohl den Cholesterinspiegel als auch den Blutdruck und verhindern die Entstehung von Gallensteinen und Verstopfungen. Hauptwirkungsort der Ballaststoffe ist der Darm, wo sie für eine Vergrößerung von Darminhalt und Stuhlvolumen sowie eine beschleunigte Darmpassage sorgen. Unlösliche Ballaststoffe, z. B. Zellulose, einige Hemizellulosen und Lignin, bewirken dies durch ihre Fähigkeit, Wasser zu binden, wodurch sie stark aufquellen. Lösliche Nahrungsfasern, z. B. Pektine und einige Hemizellulosen, erreichen dies mit einer Vermehrung der nützlichen Darmbakterien, denen sie als Nahrung dienen.

Die empfohlene Menge von mindestens 30 Gramm Ballaststoffen täglich, die Hälfte davon aus Getreide, können Sie durch regelmäßigen Verzehr von Vollkorngetreide-Produkten sowie Gemüse, Hülsenfrüchten und (Trocken-)Obst leicht erreichen. Wer sich sportgerecht ernähren will, bevorzugt außerhalb des Trainings und Wettkampfs Lebensmittel mit komplexen Kohlenhydraten (Stärke), die zugleich auch gute Ballaststofflieferanten sind. Müsli, Vollkornbrot, Nudeln, Kartoffeln, Reis und Gemüse enthalten reichlich komplexe Kohlenhydrate, die relativ langsam und kontinuierlich den Blutzucker erhöhen. Der Blutzuckerspiegel bleibt gleichmäßig hoch und der Sportler länger leistungsfähig.

Glykämischer Index und glykämische Last

Ballaststoffreiche Polysaccharide zeichnen sich in der Regel durch ein niedriges bis mittleres Ausmaß an Blutglukosewirksamkeit, gemessen als **glykämischer Index** (GI), aus. Lebensmittel mit niedrigem bis mittlerem glykämischen Index liefern die Glukose über einen längeren Zeitraum hinweg und beugen so wirkungsvoll einer Unterzuckerung und den damit verbundenen unangenehmen Folgen wie Leistungseinbruch, Ermüdung und Erschöpfung vor. Das Referenz-Lebensmittel Glukose bewirkt einen steilen Blutzuckeranstieg, ihr glykämischer Index ist 100. Dagegen lässt der Einfachzucker Fruktose den Blutzucker nur geringfügig ansteigen, weswegen frisches Obst, das relativ viel Fruktose enthält, niedrige bis mittlere glykämische Indices aufweist.

Eine gleichmäßige Versorgung mit Kohlenhydraten ist eine wesentliche Voraussetzung für maximale Leistungsfähigkeit, auch beim Sport. Daher sind vor dem Training Lebensmittel mit niedrigem bis mittlerem glykämischen Index solchen mit hohem glykämischen Index vorzuziehen, da sie die Glukose gleichmäßiger und über einen längeren Zeitraum hinweg liefern (siehe Tabelle 12). Beachten Sie aber, dass ballaststoffreiche Lebensmittel eine lange Magenverweildauer haben (vgl. Tabelle 28 auf Seite 81). Zur Vermeidung von Magen-Darm-Beschwerden sollten daher zwischen einer ballaststoffreichen Hauptmahlzeit und dem Training mindestens drei, bei Ausdauersport mindestens vier Stunden liegen. Während und unmittelbar nach der sportlichen Aktivität sind ballaststoffarme Kohlenhydratträger mit hohem glykämischen Index zu bevorzugen. Sie belasten den Magen-Darm-Trakt nicht, sorgen für einen Energieschub, zögern die Ermüdung hinaus und beschleunigen anschließend das Wiederauffüllen der Glykogenspeicher.

Lebensmittel mit niedrigem GI (<40)		**Lebensmittel mit mittlerem GI (40-59)**		**Lebensmittel mit hohem GI (60-100)**	
Frisches Gemüse	< 15	Milchzucker	40	Bananen	62
Erdnüsse	14	Orangen	42	Weizenkekse	63
Sojabohnen	18	Erbsen	45	Rosinen	64
Fruchtzucker	23	Spaghetti (weiß)	47	Knäckebrot	67
Linsen	27	Naturreis	49	Müsliflocken	68
Kidneybohnen	30	Pumpernickel	50	Weißbrot	70
Vollmilch	31	Orangensaft	51	Kartoffelpüree	85
Magermilch	33	Parboiled Reis	57	Kartoffeln (gebacken)	85
Kichererbsen	33	Roggenvollkornbrot	58	Corn Flakes	85
Joghurt	36	Kartoffeln	58	Honig	90
Vollkornspaghetti	37	Haushaltszucker	59	Traubenzucker	100
Äpfel, Birnen	38			Malzzucker	110

Tab. 12: Glykämischer Index ausgewählter Lebesmittel (Quelle: Mod. nach [16, 39, 49])

Das Ausmaß des Blutzuckeranstiegs wird aber auch von der üblicherweise aufgenommenen Kohlenhydratmenge beeinflusst. Daher wurde der Begriff der **glykämischen Last** (GL) eingeführt. Diese ist das Produkt des glykämischen Index und der verwertbaren Kohlenhydratmenge (in Gramm) pro Portion eines Lebensmittels, dividiert durch 100.

$$\textbf{glykämische Last (GL)} = \frac{\textbf{glykämischer Index (GI) x verwertbare Menge (g)}}{\textbf{100}}$$

Eine Portion Vollkornspaghetti (GI = 37) von 180 Gramm hat beispielsweise eine verwertbare Menge an Kohlenhydraten von 42 Gramm. Daraus ergibt sich die glykämische Last:

$$GL_{Vollkornspaghetti} = (37 \times 42) : 100 = 15{,}54 \simeq 16$$

Low-GL-Mahlzeiten (GL < 40), wie zum Beispiel 360 g Vollkornspaghetti oder 300 g Naturreis (GL = 32), sind tagsüber zum Sattessen zu bevorzugen. Der Verzehr von High-GL-Mahlzeiten (GL > 70), beispielsweise zwei Bananen und 300 g gebackene Kartoffeln (Gesamt-GL = 76), ist vor allem direkt nach dem Training empfehlenswert.

Kohlenhydrate im Zusammenhang mit sportlicher Betätigung

Mit sinkender Trainingsintensität, wie dies bei Ausdauerleistungen der Fall ist, nutzt der Organismus neben den Kohlenhydraten zunehmend Fettsäuren aus den Körperdepots zur Energiebereitstellung (siehe dazu Abschnitt „Energiegewinnung“ ab Seite 15). Aber auch hierfür erfüllen die Kohlenhydrate eine wichtige Funktion: Sie dienen als Initialzündung für den Fettstoffwechsel, indem Nebenprodukte des Kohlenhydratabbaus den vollständigen Abbau von Fettsäuren ermöglichen. Die Fette verbrennen sozusagen in der Flamme der Kohlenhydrate. Wenn aber keine gleichmäßige Versorgung mit Kohlenhydraten gegeben ist, verstoffwechselt der Körper die Fettsäuren nicht vollständig, was zu einer Übersäuerung oder Ketose führt. Der Organismus kann dann keine Energie mehr bereitstellen, auch wenn noch genügend Depotfett verfügbar ist. Dies erklärt, warum kohlenhydratarme Diäten, wie beispielsweise die Atkins-Diät, bei Sportlern rasch zu Energiemangel und Schwindelanfällen führen, selbst wenn moderate Mengen von Protein oder Fetten zugeführt werden.

Des Weiteren sparen Kohlenhydrate Eiweiß ein, so dass dieses nicht zur Energiegewinnung herangezogen werden muss. Speziell beim Aufbautraining, etwa im Bodybuilding, stehen die Proteine dadurch vermehrt für ihre primären Aufgaben zur Verfügung (siehe Kapitel „Proteine – für Kraft, Gesundheit und Muskelaufbau“ ab Seite 37), Den größten Bedarf an Kohlenhydraten haben jedoch Ausdauersportler. Sie nehmen in der Vorwettkampfphase bis zu 70 Energieprozent in Form von Kohlenhydraten auf, um die Glykogenspeicher nach einem Training möglichst schnell wieder aufzufüllen und zu vergrößern. Während es bei normaler Mischkost mit 40 Prozent der Energie aus Kohlenhydraten etwa 48 Stunden dauert, bis die Glykogenspeicher wieder aufgefüllt sind, ist dies bei einer kohlenhydratbetonten Kost bereits nach einem Tag der Fall. Mit einer konsequent kohlenhydratreichen Ernährungsweise, vor allem direkt nach der Belastung, können Sie sogar Ihre Muskelglykogenspeicher von etwa 300 Gramm auf bis zu 600 Gramm steigern. Dadurch können Sie Ihre Ausdauer-Leistungsfähigkeit erhöhen, so dass Erschöpfung und Ermüdung infolge entleerter Glykogenvorräte später auftreten (siehe Abbildung 5).

Auswirkung der Ernährung auf die Ausdauerleistung

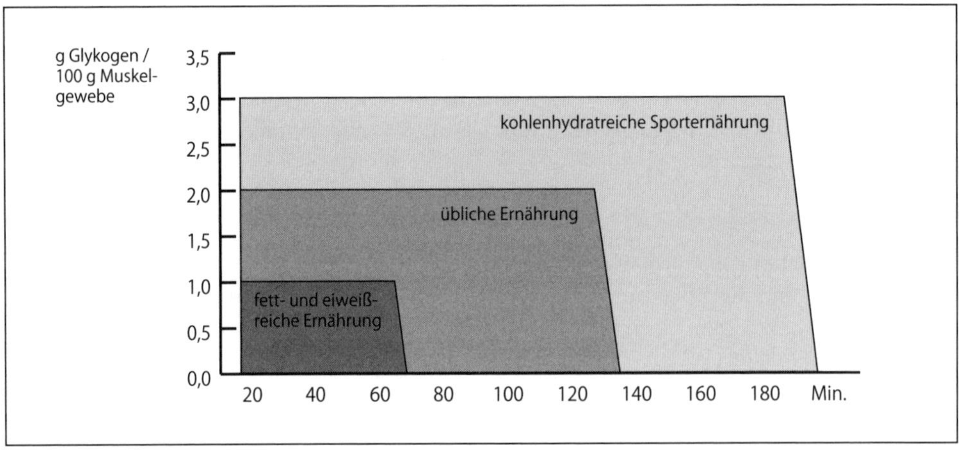

Abb. 5: Ausdauerleistung in Abhängigkeit vom Muskelglykogengehalt (Quelle: Mod. nach [3])

Wichtigste Maßnahme für eine kohlenhydratbetonte Kost ist der hauptsächliche Verzehr von Lebensmitteln, die nicht nur kohlenhydratreich, sondern auch von Natur aus fettarm sind (siehe Tabelle 13).

Lebensmittelgruppe	Geeignete Lebensmittel
Getreideprodukte	Früchte-Müsli (ungezuckert), Haferflocken, Getreidevollkornprodukte
Reis und Teigwaren	Naturreis, Basmatireis, Vollkornnudeln, Hartweizengrießteigwaren
Brot- und Backwaren	Vollkornbrot, Vollkornbrötchen
Kartoffeln	Pell-, Folien-, Salzkartoffeln
Gemüse	frisches und tiefgefrorenes Gemüse, Dosengemüse (alle Sorten)
Obst	frisches und tiefgefrorenes Obst (alle Sorten außer Avocados)
Getränke	Fruchtsaftschorle (z. B. Apfel-, Orangen-, Trauben-, Grapefruit-, Schwarzer Johannisbeersaft) und Gemüsesäfte (z. B. Möhren-, Tomatensaft)

Tab. 13: Lebensmittelauswahl für eine kohlenhydratbetonte Ernährungsweise (Quelle: Mod. nach [12, 15])

In der Kalorien- und Nährwerttabelle ab Seite 92 können Sie den Kohlenhydratgehalt der wichtigsten Lebensmittel entnehmen. Nachfolgend jeweils eine Auswahl mit den kohlenhydratreichsten und kohlenhydratärmsten Lebensmitteln:

Kohlenhydrat-„Bomben“

1. Milchzucker	99,8 g/100 g	406 kcal/100 g
2. Fruchtzucker	99,8 g/100 g	406 kcal/100 g
3. Traubenzucker	99,8 g/100 g	406 kcal/100 g
4. Süßwaren	99,8 g/100 g	406 kcal/100 g
5. Zucker	99,8 g/100 g	406 kcal/100 g
6. Diabetikerzucker	99,0 g/100 g	237 kcal/100 g
7. Zucker braun (Rohzucker)	97,4 g/100 g	396 kcal/100 g
8. Kaugummi	95,2 g/100 g	387 kcal/100 g
9. Zuckerwaren	95,0 g/100 g	391 kcal/100 g
10. Pudding-/Soßenpulver/ Cremespeisenpulver	92,0 g/100 g	382 kcal/100 g
11. Getränkepulver	90,0 g/100 g	383 kcal/100 g
12. Lakritze	86,2 g/100 g	375 kcal/100 g
13. Tortengusspulver	86,0 g/100 g	351 kcal/100 g
14. Mais-Stärke	85,8 g/100 g	351 kcal/100 g
15. Stärke	85,8 g/100 g	351 kcal/100 g
16. Tapioka	84,9 g/100 g	349 kcal/100 g
17. Reiscrispies	84,9 g/100 g	378 kcal/100 g
18. Baiser	83,9 g/100 g	364 kcal/100 g
19. Puffreis	83,5 g/100 g	390 kcal/100 g
20. Waffeln eiweißarm glutenfrei	83,3 g/100 g	370 kcal/100 g
21. Kartoffelstärkemehl	83,1 g/100 g	341 kcal/100 g
22. Puffreis mit Zucker/Honig geröstet	83,0 g/100 g	384 kcal/100 g
23. Mehlmischung für Brot glutenfrei	82,7 g/100 g	349 kcal/100 g
24. Kunsthonig	82,5 g/100 g	336 kcal/100 g
25. Krokant	81,9 g/100 g	452 kcal/100 g

Die kohlenhydratärmsten Lebensmittel

1. Erdnußöl	0,2 g/100 g	880 kcal/100 g
2. Sojaeiweiß texturiert	0,2 g/100 g	285 kcal/100 g
3. Teewurst	0,2 g/100 g	367 kcal/100 g
4. Bauernbratwurst	0,2 g/100 g	306 kcal/100 g
5. Wurst- und Fleischwaren fettarm	0,2 g/100 g	218 kcal/100 g

6. Jagdwurst (Süddeutsche und Norddeutsche)	0,2 g/100 g	218 kcal/100 g
7. Wiener Würstchen Konserve	0,2 g/100 g	304 kcal/100 g
8. Fleischkäse	0,2 g/100 g	302 kcal/100 g
9. Braunschweiger Mettwurst	0,2 g/100 g	365 kcal/100 g
10. Fleischkäse gebraten	0,2 g/100 g	335 kcal/100 g
11. Sojamilch flüssig	0,2 g/100 g	152 kcal/100 g
12. Tee schwarz mit Milch (Getränk)	0,2 g/100 g	2 kcal/100 g
13. Käseplatte	0,1 g/100 g	308 kcal/100 g
14. Pfifferling Konserve	0,1 g/100 g	7 kcal/100 g
15. Branntwein aus Getreide (Brände aus Getreide)	0,1 g/100 g	250 kcal/100 g
16. Weißwein trocken	0,1 g/100 g	72 kcal/100 g
17. Waldpilze	0,1 g/100 g	15 kcal/100 g
18. Colagetränke kalorienarm	0,1 g/100 g	4 kcal/100 g
19. Rumpsteak	0,0 g/100 g	235 kcal/100 g
20. Kokosfett gehärtet	0,0 g/100 g	879 kcal/100 g
21. Weichkäse	0,0 g/100 g	275 kcal/100 g
22. Weichkäse Vollfettstufe	0,0 g/100 g	275 kcal/100 g
23. Tee (Getränk)	0,0 g/100 g	0 kcal/100 g
24. Brie Rahmstufe	0,0 g/100 g	335 kcal/100 g
25. Danablu Rahmstufe	0,0 g/100 g	345 kcal/100 g

Proteine – für Kraft, Gesundheit und Muskelaufbau

Proteine und Aminosäuren

Proteine (= Eiweiße) sind organische Verbindungen, die im Gegensatz zu Kohlenhydraten und Fetten Stickstoffatome enthalten. Ihre große Bedeutung in der Ernährung begründet sich darauf, dass der Organismus den lebensnotwendigen Stickstoff nur über Proteine beziehen kann. Insbesondere für den Sportler zählen Proteine zu den wichtigsten Hauptnährstoffen, da sie die Grundbausteine des menschlichen Körpers darstellen. In jeder einzelnen Körperzelle findet sich Protein, wobei Muskelzellen mit etwa 20 Prozent den größten Proteinanteil aufweisen. Neben dem Aufbau der Muskulatur erfüllen Proteine im Organismus zahlreiche Aufgaben [2]:

- → Bausteine der Muskulatur, Aufbau und Erhalt von Sehnen, Bändern, Nerven- und Bindegewebe
- → Regeneration und Wiederherstellung bei Gewebsverletzungen
- → Bausteine von Immunglobulinen (Abwehrstoffen) und Antikörpern
- → Grundstoff für Enzyme und so an fast allen Stoffwechselreaktionen beteiligt
- → Grundsubstanz für Peptidhormone (z. B. Wachstumshormon oder Insulin)
- → Bluteiweißkörper erfüllen unverzichtbare Transportfunktionen (z. B. Albumin für den Transport von Hormonen und Vitamin C; Hämoglobin für den Sauerstofftransport)
- → Schutz- und Stützfunktion (als Hülle um Körperzellen oder Kollagen in Knochen und Geweben)
- → Energiequelle bei mehrstündigen Ausdauerleistungen (fünf bis zehn Prozent der Energie)
- → Synthese von Strukturproteinen wie Haut, Haare und Nägel

Körpereigene Proteine und Nahrungsproteine bestehen aus zwanzig verschiedenen Bausteinen, den Aminosäuren, die zu einer Kette verknüpft sind. Besteht die Kette aus nur zwei Aminosäuren, spricht man von einem Dipeptid, bei einer Kette mit drei Aminosäuren von einem Tripeptid. Noch längere Ketten bezeichnet man bis zu zehn Aminosäuren als Oligopeptide, darüber hinaus als Polypeptide. Je nachdem ob die Aminosäuren im menschlichen

Organismus gebildet werden können oder mit der Nahrung aufgenommen werden müssen, unterscheidet man elf entbehrliche und neun unentbehrliche Aminosäuren:

Unentbehrliche Aminosäuren	**Entbehrliche Aminosäuren**
→ Histidin	→ Alanin
→ *verzweigtkettige Aminosäuren:*	→ Arginin
→ Isoleucin	→ Asparagin
→ Leucin	→ Asparaginsäure
→ Valin	→ Cystein/Cystin*
→ Lysin	→ Glutamin*
→ Methionin	→ Glutaminsäure
→ Phenylalanin	→ Glycin
→ Threonin	→ Prolin
→ Tryptophan	→ Serin
	→ Tyrosin*

Tab. 14: Unentbehrliche und entbehrliche Aminosäuren (Quelle: Mod. nach [2])
*) in Stress-Situationen (z. B. hartes Training) auch unentbehrlich

Zwei Gruppen haben für Sportler eine besondere Bedeutung: Die verzweigtkettigen Aminosäuren, englisch **B**ranched-**C**hain **A**mino **A**cids (BCAAs), sowie die eigentlich entbehrlichen Aminosäuren Cystein/Cystin, Glutamin und Tyrosin, die in Stress-Situationen wie hartem Training ebenfalls als unentbehrlich gelten.

Proteinumsatz, Proteinbedarf und Proteinqualität

Als **Proteinumsatz** wird diejenige Menge an Protein bezeichnet, die im Körper ständig abgebaut und wieder neu aufgebaut wird. Unter der üblichen Eiweißzufuhr von 100 Gramm und einem Körpergewicht von 70 Kilogramm beträgt der Proteinumsatz pro Tag 300 Gramm, von denen der Organismus jedoch den größten Teil über eine Art „Protein-Recycling" wiederverwendet: 65 Prozent der Altproteine stehen dadurch für den Aufbau neuer Proteinstrukturen in Muskulatur, Organen, Blut und Darm erneut zur Verfügung. Der beim Proteinumsatz auftretende Verlust an Aminosäuren wird als Abfallprodukt Stickstoff vor allem in Form von Harnstoff und Kreatinin ausgeschieden. Die Stickstoffausscheidung erfolgt in erster Linie mit dem Urin, in geringerer Menge durch Stuhl und Schweiß. Abbildung 6 liefert einen Überblick über die Vorgänge beim Proteinumsatz.

Die **Stickstoffbilanz** hat einen wesentlichen Einfluss auf den Proteinbedarf. Sie vergleicht die über das Nahrungsprotein zugeführte Stickstoffmenge mit der Stickstoffausscheidung. Dabei entspricht diejenige Proteinmenge, die zugeführt werden muss, um die Stickstoffbilanz gerade auszugleichen, dem Bedarf. Wenn Sie nun mehr Stickstoff aufnehmen, als Sie verlieren, befinden Sie sich in einer positiven Stickstoffbilanz, was zu einem vermehrten Aufbau von Körperprotein (Anabolie) führt. Nehmen Sie dagegen weniger Proteine auf als benötigt, ist Ihre Stickstoffbilanz negativ, was zu einer Abnahme von Körperprotein (Katabolie) führt.

Vereinfachtes Modell des Proteinumsatzes

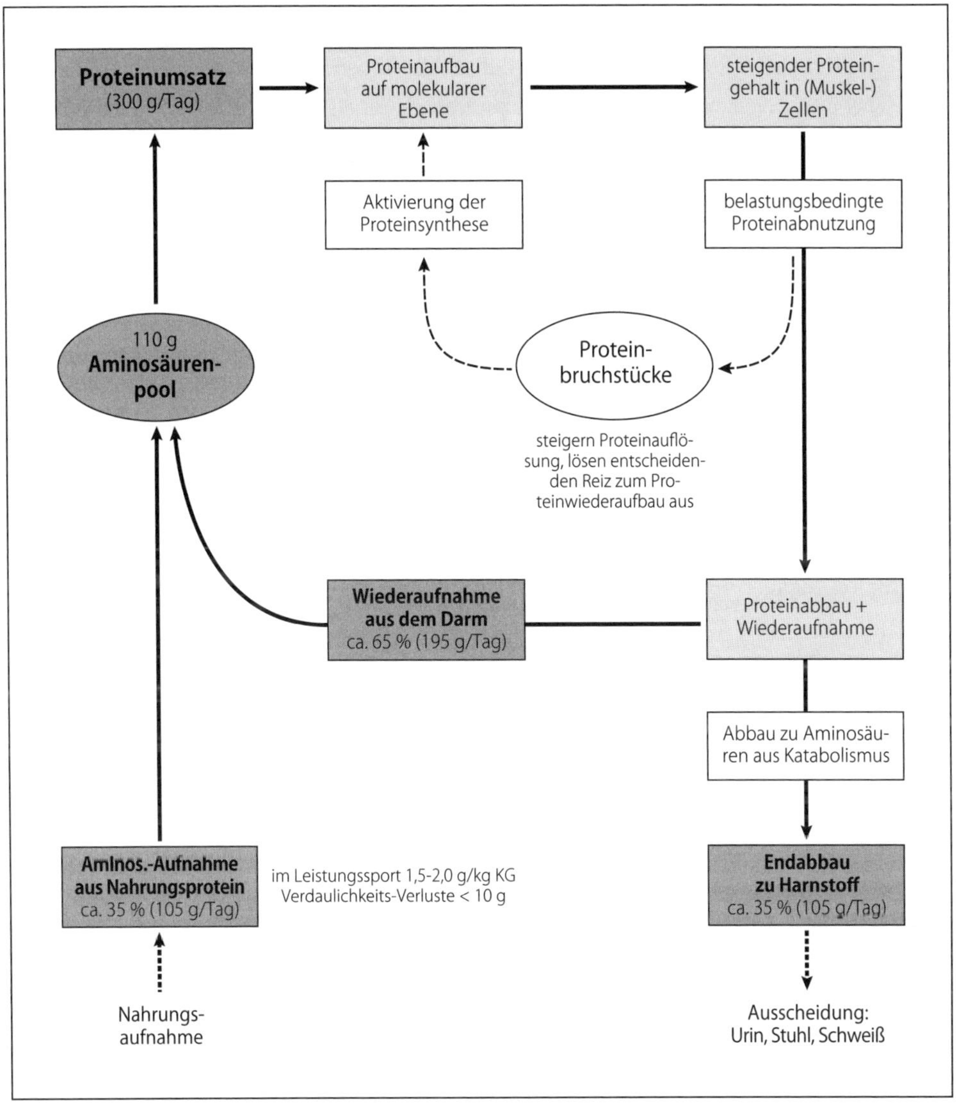

Abb. 6: Vereinfachtes Modell des Proteinumsatzes bei sportlicher Betätigung (Quelle: Mod. nach [41])

Somit ist unter **Proteinbedarf** diejenige Proteinmenge zu verstehen, die notwendig ist, um die täglich anfallenden Verluste zu decken und ein Stickstoffgleichgewicht zu garantieren.

Während für erwachsene Nichtsportler die Standardempfehlung von 0,8 Gramm Eiweiß pro Kilogramm Körpergewicht gilt, weisen leistungsorientiert trainierende Sportler und in geringerem Maße auch Freizeitsportler aufgrund folgender Zusammenhänge einen erhöhten Bedarf an Protein auf [16, 41]:

- → Kraftsportler benötigen vermehrt Aminosäuren für die Wiederherstellung und Neubildung von Muskelgewebe
- → geringere Verletzungsanfälligkeit von Muskel- und Bindegewebe und schnellere Heilung bei Sportunfällen durch erhöhte Proteinbereitstellung
- → bei intensiven, mehrstündigen Ausdauerbelastungen steigt die Energiegewinnung aus glukogenen Aminosäuren (vor allem aus den verzweigtkettigen Aminosäuren Leucin, Isoleucin und Valin) auf bis zu 10 Prozent der Gesamtenergie
- → bei hohen Leistungsintensitäten schützt eine erhöhte Nahrungsproteinzufuhr auch beim Krafttraining vor Muskelabbbau zum Zwecke der Energiegewinnung
- → erhöhter Eiweißbedarf in Aufbauphase nach verletzungsbedingter Trainingspause

Eine Proteinaufnahme unter 1,0 Gramm pro Kilogramm Körpergewicht führte im Ausdauerleistungstraining zu einer negativen Stickstoffbilanz [15]. Des Weiteren konnten fortgeschrittene Bodybuilder mit einer Eiweißdosierung von 1,0 Gramm pro Kilogramm weder einen Kraft- noch einen Muskelzuwachs erzielen [6]. Doch auch bei einer positiven Stickstoffbilanz ist es fraglich, ob diese bei entsprechendem Training in jedem Fall zu Muskelwachstum führt. So haben Studien gezeigt, dass die Messung der Stickstoffbilanz zur Untersuchung des Proteinbedarfs bei sportlich aktiven Menschen „bestenfalls eine sehr fehlerhafte Annäherung ist“ [43]. Tabelle 15 zeigt die Empfehlungen für Sportler.

Sportartengruppe	Proteinbedarf (g/kg)
Freizeitsport	0,9-1,1 g
Ausdauersport (Leistungssport)	1,2-1,6 g
Spielsport (Leistungssport)	1,4-1,7 g
Kraftsport (Leistungssport)	1,5-2,0 g

Tab. 15: Proteinbedarf im Freizeit- und Leistungssport
(Quelle: Mod. nach [32, 33, 34, 54, 55, 57])

Zufuhrempfehlungen, die über zwei Gramm Protein pro Kilogramm Körpergewicht hinausgehen, sind auch für Kraftsportler nicht sinnvoll:

- → Intensives Krafttraining kurbelt den Proteinumsatz im trainierten Muskel an, wobei die Aufbauprozesse den Proteinabbau überwiegen. Durch den für etwa 36 Stunden nach dem Training vermehrten Proteinaufbau reduziert sich der Bedarf an Nahrungsprotein [44].

- → Oft wird übersehen, dass der Proteinbedarf gewichtsbezogen ist. Dadurch nimmt ein wegen seiner Muskelmasse relativ schwerer (Kraft-)Sportler eine doch sehr hohe Eiweißmege auf (beispielsweise nimmt ein 95-Kilogramm-Athlet bei 1,8 Gramm pro Kilogramm immerhin 171 Gramm Protein auf).
- → Wenn Sie deutlich mehr als 2 Gramm pro Kilogramm aufnehmen, dienen die überschüssigen Aminosäuren nicht mehr dem Muskelaufbau, sondern werden energetisch verwertet (oxidiert) [56]. Da generell bei einer erhöhten Proteinzufuhr vermehrt Harnstoff über die Nieren ausgeschieden wird, sollten insbesondere Kraftsportler die tägliche Trinkmenge auf mindestens 3 bis 4 Liter steigern.

Doch nicht nur die absolute Menge der aufgenommenen Proteine ist entscheidend, sondern auch deren Qualität. Die **Biologische Wertigkeit** ist eine aussagekräftige Methode zur Bestimmung der Proteinqualität, da sie am Menschen ermittelt wurde und die Verdaulichkeit eines Proteins berücksichtigt. Sie ist ein Maß dafür, wie effizient ein Nahrungsprotein in körpereigenes Protein umgesetzt werden kann, indem man die minimale Zufuhr verschiedener Eiweiße zum Ausgleich der Stickstoffbilanz vergleicht. Je hochwertiger ein Protein ist, umso weniger muss davon aufgenommen werden. Dabei wurde die Wertigkeit des Volleiproteins willkürlich gleich 100 gesetzt. Dies ist also nicht gleichbedeutend mit einer vollständigen Umsetzung im Körper, wie manchmal fälschlich behauptet wird.

Wie aus Tabelle 16 hervorgeht, lassen sich durch geschickte Kombinationen verschiedener Eiweißquellen leicht biologische Wertigkeiten von über 100 erzielen. Günstig ist beispielsweise die Kombination von Kartoffeln mit Eiern oder von Getreide mit Milch (Müsli). Wichtig ist, dass die verschiedenen Proteine nicht in einer Mahlzeit verzehrt werden müssen, sondern wegen der Verdauungsprozesse und des Aminosäurepools (110 Gramm) in einem Zeitfenster von vier bis sechs Stunden aufgenommen werden können.

Lebensmittel	**Biologische Wertigkeit**
Vollei + Kartoffeln	136
Kuhmilch + Weizen	125
Vollei + Soja	124
Vollei + Weizen	123
Vollei + Kuhmilch	119
Kuhmilch + Kartoffeln	114
Vollei + Mais	114
Rindfleisch + Kartoffeln	114
Vollei + Bohnen	109
Vollei	100
Bohnen + Mais	99

Lebensmittel	Biologische Wertigkeit
Kuhmilch → Molkeneiweiß → Kaseineiweiß	91 104 77
Schweinefleisch	85
Rindfleisch	80
Geflügel	79
Soja	74
Kartoffeln	71
Reis	59
Weizen	54
Gemüse	50-55
Bohnen	49

Tab. 16: Biologische Wertigkeit von Protein in verschiedenen Lebensmitteln und Kombinationen (Quelle: Mod. nach [26, 49])

Inzwischen wird die Proteinqualität allerdings in der Regel nicht mehr nur anhand der biologischen Wertigkeit, sondern auch mit dem **PDCAAS-Wert** eingeschätzt (engl. **P**rotein **D**igestibility-**C**orrected **A**mino **A**cid **S**core, also eine auf die Proteinverdaulichkeit korrigierte Aminosäuren-Bewertung). Dieser Wert ist spezifischer und beinhaltet verschiedene Gradmesser, die in der Gesamtheit der biologischen Wertigkeit überlegen sind.

Im PDCAAS-Wert wird berücksichtigt:

- Gehalt an unentbehrlichen Aminosäuren
- Verdaulichkeit des Proteins
- Fähigkeit des Proteins, unentbehrliche Aminosäuren entsprechend dem menschlichen Bedarf bereitzustellen (Bezugsgröße: Bedarf zwei- bis fünfjähriger Kinder, welche die Gruppe mit den höchsten Bedarfsansprüchen darstellen)

Der PDCAAS-Wert wird wie folgt berechnet:

$$\textbf{PDCAAS} = \frac{\textbf{Anteil unentb. AS in 1 Gramm Testprotein (mg)}}{\textbf{Anteil unentb. AS in 1 Gramm Bezugsprotein (mg)}} \times \textbf{Proteinverdaulichkeit}$$

Der PDCAAS und die biologische Wertigkeit können vor dem Hintergrund der Berechnungsverschiedenheiten durchaus größere Differenzen aufweisen, wie aus Abbildung 7 ersichtlich.

Biologische Wertigkeit und PDCAAS im Vergleich

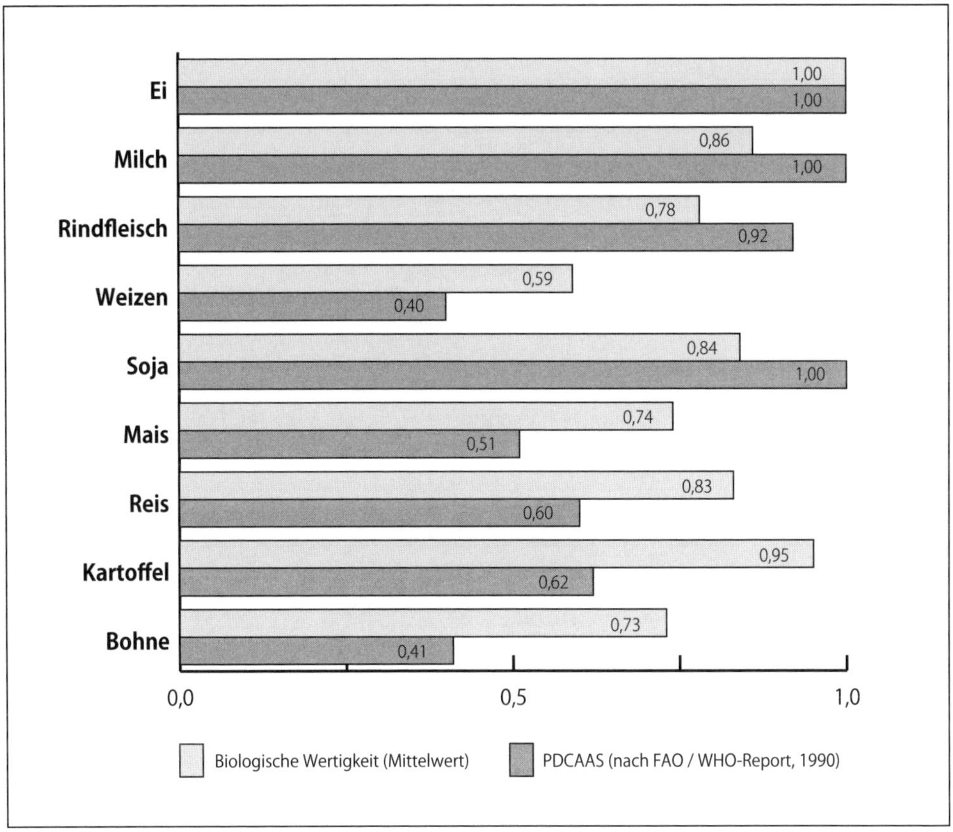

Abb. 7: Vergleich der Werte verschiedener Lebensmittel bezüglich biologischer Wertigkeit und PDCAAS (Quelle: Mod. nach [4])

Proteinquellen

Bei der Aufnahme großer Proteinmengen über das tägliche Lebensmittelangebot sollten Sie Nahrungsmittel auswählen, die reichlich biologisch hochwertiges Protein liefern, aber nur wenig Fett, Purine und Cholesterin enthalten. Tabelle 17 (auf der nächsten Seite) gibt Ihnen eine Übersicht über geeignete Proteinquellen.

Es lässt sich übrigens ein gewisser Schlankheitseffekt bei durchdachter, proteinreicher Ernährungsweise beobachten. In der Therapie von Adipositas nehmen Proteine daher eine zunehmende Bedeutung ein. Sie weisen einen hervorragenden Sättigungseffekt auf und haben gegenüber Kohlenhydraten auch metabolische Vorteile. Studien zeigen, dass Proteine bei der Gewichtsreduktion eingesetzt werden können, etwa durch modifiziertes statt totales Fasten [31]: Im Vergleich zum totalen Fasten kommt es unter proteinmodifiziertem Fasten zu einer Verminderung des so genannten Jo-Jo-Effekts, einer Verbesserung des Fett-Muskel-Verhältnisses und einer Senkung der Krankheits- bzw. Gewichtsreduktionsrisiken [61].

Lebensmittelgruppe	Geeignete Lebensmittel
Milch und Milchprodukte	fettarme Frischmilch (1,5 %), Joghurt (0,1-1,5 %), Magerquark, Buttermilch, Kefir, Hüttenkäse
Fleisch	mageres Fleisch ohne sichtbares Fett (Kalb, Rind, Schwein); Geflügel ohne Haut (Huhn, Pute)
Fisch	Seelachs, Kabeljau, Scholle, Flunder, Seezunge, Forelle; außerdem Lachs, Makrele, Hering (reich an Omega-3-Fettsäuren)
Käse	magere Käsesorten (≤ 30 % Fett i. Tr.), fettarmer Frischkäse
Eier	Eiklar
Pflanzliche Lebensmittel	Hülsenfrüchte (Sojabohnen, Erbsen, Bohnen, Linsen), Brot

Tab. 17: Lebensmittelauswahl für eine eiweißreiche, fettarme Ernährungsweise (Quelle: Mod. nach [16])

Der Kalorien- und Nährwerttabelle ab Seite 92 können Sie den Proteingehalt der wichtigsten Lebensmittel entnehmen. Nachfolgend sehen Sie außerdem eine Auflistung mit den proteinreichsten und proteinärmsten Lebensmitteln:

Protein-„Bomben“

1. Gelatine	84,4 g/100 g	343 kcal/100 g
2. Stockfisch tiefgefroren	75,7 g/100 g	333 kcal/100 g
3. Sojaeiweiß texturiert	69,0 g/100 g	285 kcal/100 g
4. Sojamehl (entfettet, entbittert)	45,2 g/100 g	197 kcal/100 g
5. Sojafleisch mit Gewürzen (Trockenprodukt)	43,0 g/100 g	305 kcal/100 g
6. Hartkäse Dreiviertelfettstufe	38,5 g/100 g	357 kcal/100 g
7. Hartkäse Magerstufe	37,9 g/100 g	167 kcal/100 g
8. Sojabohne geröstet	37,1 g/100 g	359 kcal/100 g
9. Hefe	35,6 g/100 g	288 kcal/100 g
10. Magermilchpulver	35,5 g/100 g	368 kcal/100 g
11. Sojabohnen getrocknet	35,1 g/100 g	416 kcal/100 g
12. Buttermilchpulver	34,9 g/100 g	380 kcal/100 g
13. Parmesan	32,3 g/100 g	440 kcal/100 g
14. Hartkäse	31,9 g/100 g	295 kcal/100 g
15. Reh Fleisch frisch gegart	30,3 g/100 g	160 kcal/100 g
16. Sauermilchkäse Magerstufe	30,0 g/100 g	131 kcal/100 g

17. Hase Fleisch frisch gegart	29,9 g/100 g	153 kcal/100 g
18. Pferd Fleisch gegart	29,8 g/100 g	154 kcal/100 g
19. Rind Filet (Lende) frisch gegart	29,6 g/100 g	152 kcal/100 g
20. Hartkäse Rahmstufe	29,0 g/100 g	406 kcal/100 g
21. Greyerzer	29,0 g/100 g	406 kcal/100 g
22. Schwein Eisbein vorn frisch gegart (gekocht)	28,9 g/100 g	209 kcal/100 g
23. Bergkäse Vollfettstufe	28,9 g/100 g	384 kcal/100 g
24. Rind Fleisch frisch gegart	28,9 g/100 g	151 kcal/100 g
25. Schwein Kotelett frisch gegart	28,7 g/100 g	211 kcal/100 g

Die proteinärmsten Lebensmittel

1. Margarine pflanzlich (Linolsäure 30-50 %)	0,2 g/100 g	710 kcal/100 g
2. Weißwein Auslese (lieblich)	0,2 g/100 g	98 kcal/100 g
3. Tee schwarz mit Milch und Zucker (als Getränk)	0,2 g/100 g	10 kcal/100 g
4. Kaffee mit Zucker (als Getränk)	0,2 g/100 g	10 kcal/100 g
5. Fruchtsaftgetränke	0,2 g/100 g	47 kcal/100 g
6. Likörwein süß und trocken	0,2 g/100 g	153 kcal/100 g
7. Sekt	0,2 g/100 g	79 kcal/100 g
8. Apfel Fruchtnektar	0,2 g/100 g	65 kcal/100 g
9. Glühwein	0,2 g/100 g	105 kcal/100 g
10. Essigmarinade (R)	0,2 g/100 g	510 kcal/100 g
11. Kunsthonig	0,2 g/100 g	336 kcal/100 g
12. Quitte Konfitüre	0,1 g/100 g	270 kcal/100 g
13. Konfitüre einfach	0,1 g/100 g	280 kcal/100 g
14. Marmelade	0,1 g/100 g	280 kcal/100 g
15. Konfitüre Gelee Marmeladen	0,1 g/100 g	280 kcal/100 g
16. Gelee einfach	0,1 g/100 g	280 kcal/100 g
17. Preiselbeere Konfitüre	0,1 g/100 g	270 kcal/100 g
18. Kaugummi	0,1 g/100 g	387 kcal/100 g
19. Tee (als Getränk)	0,1 g/100 g	0 kcal/100 g
20. Weißwein halbtrocken	0,1 g/100 g	74 kcal/100 g
21. Schweineschmalz/-fett	0,1 g/100 g	882 kcal/100 g
22. Weißwein / Rotwein	0,1 g/100 g	74 kcal/100 g
23. Tee schwarz mit Zucker (als Getränk)	0,1 g/100 g	8 kcal/100 g
24. Schorle	0,1 g/100 g	37 kcal/100 g
25. Apfelwein	0,0 g/100 g	66 kcal/100 g

Fette – die lebenswichtige unendliche Energiereserve

Aufbau und Bedeutung von Nahrungsfetten

Nahrungsfette, also Triglyceride, bestehen aus Glycerin und drei Fettsäuren, die sich durch Kettenlänge (Anzahl der Kohlenstoff-Atome) und Sättigungsgrad (Anzahl der Doppelbindungen) unterscheiden:

Einteilung nach Kettenlänge	**Beschreibung/Beispiel**
kurzkettige Fettsäuren	≤ 4 C-Atome, z. B. Buttersäure (**C4**:0)
mittelkettige Fettsäuren (= MCT)	6-10 C-Atome, z. B. Caprinsäure (**C10**:0)
langkettige Fettsäuren (= LCT)	12-24 C-Atome, z. B. Linolsäure (**C18**:2)
Einteilung nach Grad der Sättigung	**Beschreibung/Beispiel**
gesättigte Fettsäuren	keine Doppelbindung, z. B. Palmitinsäure (C16:**0**)
einfach ungesättigte Fettsäuren	1 Doppelbindung, z. B. Ölsäure (C18:**1**)
mehrfach ungesättigte Fettsäuren	2-5 Doppelbindungen, z. B. Alpha-Linolensäure (C18:**3**) oder Eicosapentaensäure (C20:**5**)

Tab. 18: Einteilung der Fettsäuren (Quelle: Mod. nach [24])

Fette stellen im menschlichen Organismus das größte Energiedepot dar, das auch bei extremen Dauerbelastungen, wie beispielsweise (Mehrfach-)Langtriathlon, Tour-de-France-Etappen oder einem 100-km-Lauf, nicht zu erschöpfen ist. Fette enthalten mit 9,3 kcal pro Gramm mehr als die doppelte Energiemenge wie Kohlenhydrate oder Proteine. Mit einem Körperfettanteil im unteren Normalbereich (vgl. Tabelle 8 auf Seite 22) ließen sich allein mit den Fettreserven in Muskulatur und Unterhautfettgewebe über 23 Marathonläufe bestreiten, bei denen ca. 3000 kcal pro Lauf benötigt werden. Die absolute Menge an Körperfett beträgt bei einer gesunden Frau 10 bis 20, beim Mann 8 bis 15 Kilogramm.

Neben der Funktion als Energielieferant erfüllen die Fette noch eine Reihe weiterer Aufgaben. So ist Fett der Lieferant der beiden essenziellen Fettsäuren Linol- und Alpha-Linolensäure, die als Vorstufen für Gallensäuren und hormonähnliche Botenstoffe dienen. Fett ist zudem Träger von fettlöslichen Vitaminen sowie Geschmacks- und Aromastoffen – der Organismus kann beispielsweise die Vitamine A, D, E, K und Beta-Carotin nur zusammen mit Fett aufnehmen. Als Baustoff ist Fett gemeinsam mit Protein am Aufbau von Zellmembranen beteiligt. Alle Körperzellen, insbesondere die des Nervengewebes, enthalten Fett. Unter der Haut bildet Fett eine isolierende Schicht, das Unterhautfettgewebe, welches gegen den Verlust von Körperwärme schützt. Besonders empfindliche Organe, wie Gehirn, Nieren oder Augäpfel, sind zum Schutz vor mechanischen Beschädigungen in Fettgewebe eingehüllt. Dieses lebensnotwendige Fett macht bei Frauen 4 bis 7 Prozent, bei Männern 3 Prozent des Körpergewichts aus.

Fette im Zusammenhang mit sportlicher Betätigung

Als Richtwert für Nichtsportler werden 30 Prozent der Energiezufuhr als Fett empfohlen. Hierbei steht die ausreichende Zufuhr essenzieller Fettsäuren im Vordergrund, die in einer Menge von zehn Gramm Linolsäure und einem Gramm Alpha-Linolensäure täglich aufgenommen werden sollten.

Der energetische Rahmen ist dabei bewusst großzügig bemessen, da in der westlichen Zivilisationskost über die Hälfte des Nahrungsfetts in Form von unsichtbarem Fett aufgenommen wird, das kaum essenzielle Fettsäuren enthält. Denn versteckte Fette liefern überwiegend gesättigte Fettsäuren und sind vor allem in vielen Fleischerzeugnissen, Milchprodukten, Gebäck und Süßigkeiten sowie in Fast Food und Fertigprodukten enthalten. Die übermäßige Aufnahme versteckter Fette ist wesentlich dafür verantwortlich, dass in Deutschland knapp 40 Prozent der Nahrungsenergie auf Fett entfallen [14]. Dieser zu hohe Fettanteil mit zu vielen gesättigten Fettsäuren kann nicht nur zu Übergewicht führen, sondern auch das Auftreten von koronaren Herzerkrankungen, erhöhten Cholesterinwerten im Blut, Arteriosklerose und Dickdarmkrebs deutlich begünstigen. Nahrungsfette mit einem hohen Anteil an gesättigten Fetten erkennt man daran, dass sie meist eine feste Konsistenz haben, wie beispielsweise Butter, Schweineschmalz oder Kokosfett. Für Sportler ergeben sich aus fettreichen Mahlzeiten noch weitere Nachteile:

- mit zunehmendem Fettanteil verlängert sich die Magenverweildauer der Speisen, was den Stoffwechsel unnötig belastet und die sportliche Leistung senkt
- eine fettreiche Kost hemmt nach der Belastung wichtige Regenerationsprozesse, insbesondere die (Wieder-)Auffüllung der Glykogenspeicher [16, 41]

Leistungssportler haben oft ein Zeit-Mengen-Problem, das heißt, sie können ihren durch große Trainingsumfänge erhöhten Ernergiebedarf in der trainingsfreien Zeit mit natürlichen Lebensmitteln nicht mehr über eine fettkontrollierte Ernährungsweise decken. Statt auf fettreiche Snacks wie Schokoriegel auszuweichen, sollten sie zusätzlich möglichst Energiekonzentrate auf Maltodextrinbasis, die mit Vitalstoffen angereichert sind, verzehren. Wegen des geringeren Gehalts an gesättigten und der höheren Konzentration an ungesättigten Fettsäuren ist außerdem pflanzlichen Ölen gegenüber tierischen Fetten der Vorzug zu geben. Im Gegensatz zu gesättigten Fettsäuren senken vor allem mehrfach ungesättigte Fettsäuren den Blutcholesterinspiegel.

Die mehrfach ungesättigte Fettsäure Linolsäure zählt zu den Omega-6-Fettsäuren, während die Alpha-Linolensäure den Omega-3-Fettsäuren angehört. Vertreter dieser Fettsäurefamilien dienen dem Organismus zur Herstellung von hormonähnlichen Botenstoffen, den Eicosanoiden. Aus Omega-3-Fettsäuren gebildete Eicosanoide beeinflussen das Herz-Kreislauf-System besonders positiv: Sie verbessern die Fließeigenschaften des Blutes, senken den Blutdruck, wirken Entzündungsprozessen entgegen und reduzieren das Risiko eines tödlichen Herzinfarktes. Dabei hat sich gezeigt, dass Eicosapentaensäure aus Seefischen bis zu zehnmal wirksamer ist als Alpha-Linolensäure [13].

Empfehlenswert ist daher:

- → den sportbedingten Energiemehrbedarf möglichst durch Kohlenhydrate zu decken
- → über eine gezielte Auswahl fettarmer Lebensmittel den Fettgehalt der Nahrung auf 25 bis 30 Prozent der Energiezufuhr zu senken
- → pflanzliche Öle und Fette zu bevorzugen, da sie besonders reich an ungesättigten Fettsäuren sind
- → den Verzehr von Lebensmitteln mit versteckten Fetten so weit zu reduzieren, dass zu gleichen Anteilen gesättigte und mehrfach ungesättigte Fettsäuren aufgenommen werden
- → regelmäßig Seefische wie Makrele, Lachs oder Hering in den Speiseplan aufzunehmen, die reich an Eicosapentaensäure sind, eventuell ergänzt durch Fischölkapseln

Bei der Auswahl geeigneter fettarmer Lebensmittel bzw. Lebensmittel, die überwiegend hochwertige Fette beinhalten, kann die folgende Übersicht helfen:

Lebensmittelgruppe	**Geeignete Lebensmittel**
Milch und Milchprodukte	fettarme Frischmilch (1,5 %), Magermilch (0,1 %), Joghurt (1,5 %), Magerquark, Buttermilch, Kefir, Hüttenkäse, saure Sahne (10 %)
Fleisch	mageres Fleisch ohne sichtbares Fett (Kalb, Rind, Schwein), Geflügel ohne Haut (Huhn, Pute)
Fisch	Seelachs, Kabeljau, Scholle, Flunder, Seezunge, Forelle; außerdem Lachs, Makrele, Hering (reich an Omega-3-Fettsäuren)

Lebensmittelgruppe	Geeignete Lebensmittel
Wurst	magere Wurstsorten, z. B. Sülze, Geflügelwurst in Aspik, gekochter und roher Schinken, Corned Beef, kalter Braten, Roast Beef, magere Geflügelwurst
Käse	magere Käsesorten (≤ 30 % Fett i. Tr.), fettarmer Frischkäse
Eier	1-2 Eidotter pro Tag, Eiklar
Speiseöle	pflanzliche Öle mit hohem Anteil an mehrfach ungesättigten Fettsäuren, z. B. Rapsöl, Leinöl, Walnussöl, Sojaöl, Distelöl, Maiskeimöl, Sonnenblumenöl, MCT-Öl
Streichfette	Diät-Halbfettmargarine (frei von gehärteten Fetten), phytosterinhaltige Margarine (führt zu vermehrter Cholesterin-Ausscheidung), MCT-Margarine

Tab. 19: Fettarme Lebensmittel und hochwertige Fette (Quelle: Mod. nach [13, 16])

Klar sollte sein, dass Fette keineswegs zu verteufeln sind. Bestimmte Fettsäuren sind lebenswichtig (essenziell) und Fette haben eine hohe Kaloriendichte. Sie spielen sogar in der Vorbeugung und Behandlung von Adipositas eine nicht zu unterschätzende Rolle. Aus der Kalorien- und Nährwerttabelle ab Seite 92 können Sie den Fettgehalt der wichtigsten Lebensmittel entnehmen. Nachfolgende Übersicht zeigt die fettreichsten und fettärmsten Lebensmittel:

Fett-„Bomben“

1. Fritierfett (überwiegend pflanzliches Fett)	100,0 g/100 g	884 kcal/100 g
2. Maiskeimöl	99,9 g/100 g	883 kcal/100 g
3. Lebertran	99,8 g/100 g	883 kcal/100 g
4. Pflanzliche Öle (Linolsäure 30-60 %)	99,8 g/100 g	883 kcal/100 g
5. Sonnenblumenöl	99,8 g/100 g	883 kcal/100 g
6. Schweineschmalz/-fett	99,7 g/100 g	882 kcal/100 g
7. Olivenöl	99,6 g/100 g	882 kcal/100 g
8. Traubenkernöl	99,5 g/100 g	880 kcal/100 g
9. Distelöl (SaflORöl)	99,5 g/100 g	880 kcal/100 g
10. Walnussöl	99,5 g/100 g	880 kcal/100 g
11. Weizenkeimöl	99,5 g/100 g	880 kcal/100 g
12. Sesamöl	99,5 g/100 g	881 kcal/100 g
13. Butterschmalz	99,5 g/100 g	881 kcal/100 g
14. Erdnussöl	99,4 g/100 g	880 kcal/100 g

15. Palmkernfett	99,3 g/100 g	878 kcal/100 g
16. Bratfett (tierisches Fett)	99,3 g/100 g	878 kcal/100 g
17. Kokosfett gehärtet	99,0 g/100 g	879 kcal/100 g
18. Rüböl (Rapsöl)	99,0 g/100 g	875 kcal/100 g
19. Sojaöl	98,6 g/100 g	872 kcal/100 g
20. Rindertalg	97,0 g/100 g	861 kcal/100 g
21. Mayonnaise	88,3 g/100 g	790 kcal/100 g
22. Butter	83,2 g/100 g	741 kcal/100 g
23. Mayonnaise (80 % Fett)	82,5 g/100 g	744 kcal/100 g
24. Margarine zum Kochen	80,0 g/100 g	710 kcal/100 g
25. Margarine (Linolsäure > 50 %)	80,0 g/100 g	709 kcal/100 g

Die fettärmsten Lebensmittel

1. Stärke	0,1 g/100 g	351 kcal/100 g
2. Tortengusspulver	0,1 g/100 g	351 kcal/100 g
3. Mais Stärke	0,1 g/100 g	351 kcal/100 g
4. Johannisbeere (schwarz) Konfitüre	0,1 g/100 g	277 kcal/100 g
5. Stachelbeere Konfitüre	0,1 g/100 g	272 kcal/100 g
6. Mirabelle Konfitüre	0,1 g/100 g	280 kcal/100 g
7. Johannisbeere (rot) Konfitüre	0,1 g/100 g	272 kcal/100 g
8. Orange Konfitüre	0,1 g/100 g	273 kcal/100 g
9. Artischockenboden Konserve	0,1 g/100 g	12 kcal/100 g
10. Rote Bete Sauerkonserve	0,1 g/100 g	30 kcal/100 g
11. Grapefruit Fruchtnektar	0,1 g/100 g	64 kcal/100 g
12. Obstmischung Konfitüre	0,1 g/100 g	274 kcal/100 g
13. Bowle Punsch	0,1 g/100 g	108 kcal/100 g
14. Sorbet	0,0 g/100 g	139 kcal/100 g
15. Satsuma frisch	0,0 g/100 g	46 kcal/100 g
16. Aprikose Konfitüre	0,0 g/100 g	272 kcal/100 g
17. Johannisbeere (schwarz) Fruchtnektar	0,0 g/100 g	70 kcal/100 g
18. Johannisbeere (rot) Fruchtnektar	0,0 g/100 g	67 kcal/100 g
19. Pfirsich Fruchtnektar	0,0 g/100 g	60 kcal/100 g
20. Aprikose Fruchtnektar	0,0 g/100 g	58 kcal/100 g
21. Fruchtsaftgetränke	0,0 g/100 g	47 kcal/100 g
22. Glühwein	0,0 g/100 g	105 kcal/100 g
23. Backpulver	0,0 g/100 g	156 kcal/100 g
24. Tee (Getränk)	0,0 g/100 g	0 kcal/100 g
25. Tee schwarz mit Zucker (Getränk)	0,0 g/100 g	8 kcal/100 g

Mit System zum Erfolg.

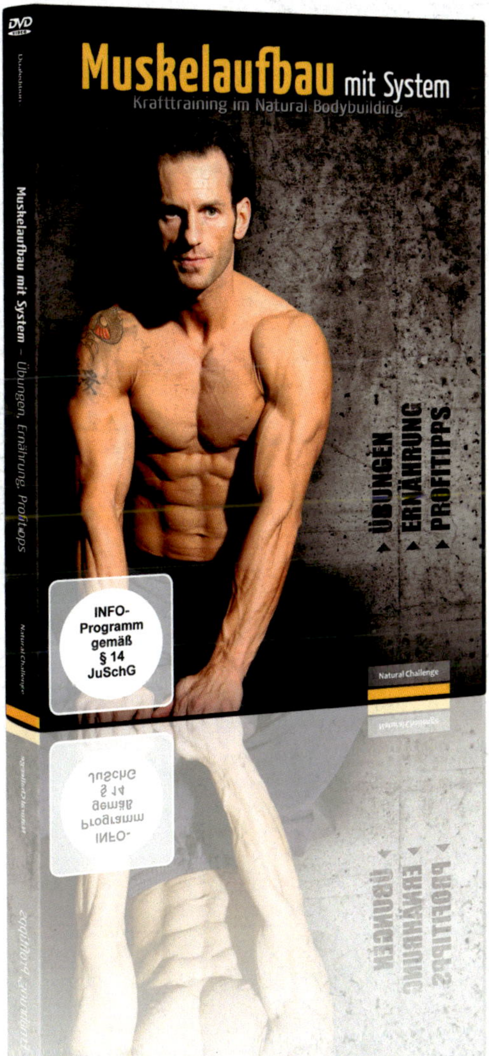

Mate Eres · Stefan Röckle

Muskelaufbau mit System
Übungen
Ernährung
Profitipps

DVD-Video, PAL 16:9
ca. 120 Minuten
inkl. Booklet

Mit Beispielplänen!

Informationen zu Bodybuilding & Fitness.

Natural Challenge

Muskelaufbau mit System

Krafttraining im Natural Bodybuilding

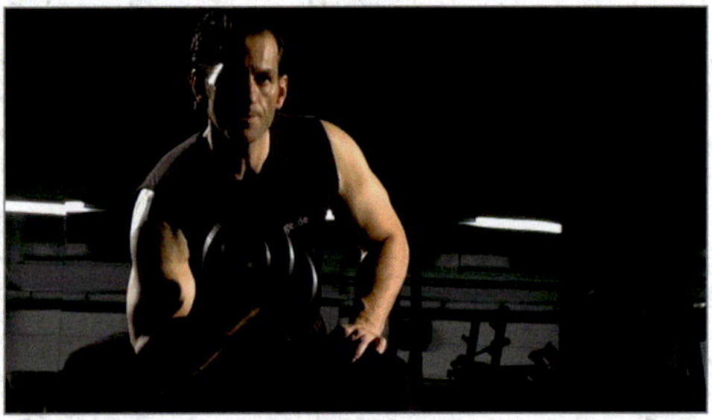

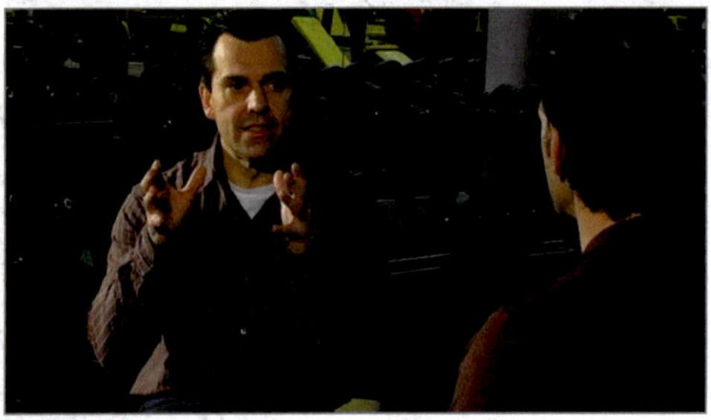

Alle Infos für erfolgreiches Aufbautraining

Praktisch auf DVD: Die wichtigsten Übungen für Muskelaufbau- und Krafttraining zusammen mit umfassenden Tipps zu Trainingsgestaltung, Ernährung und Supplements.

Mate Eres, Initiator der Reihe „Natural Challenge", trägt wichtige Informationen für bessere Erfolge im Bodybuilding als Video zusammen. Von den Grundlagen für Muskelwachstum bis zu konkreten Ernährungsbeispielen – hier wird kein Thema ausgelassen!

Interviews mit Stefan Röckle

Für klare Fakten sorgen ausführliche Gespräche mit Bodybuilding-Coach Stefan Röckle. Mit viel Hintergrundwissen liefert der erfahrene Trainer jede Menge Profitipps und plaudert zwischendurch aus dem Nähkästchen.

Ein gedrucktes Booklet zur DVD erleichtert dabei die gezielte Suche nach einzelnen Themen.

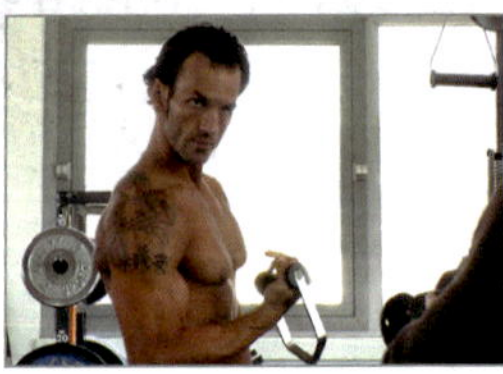

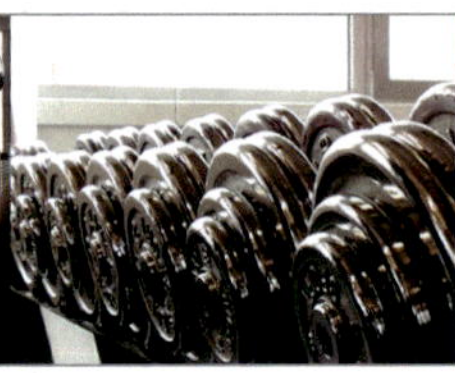

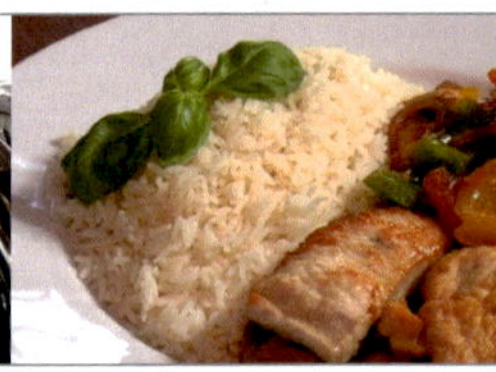

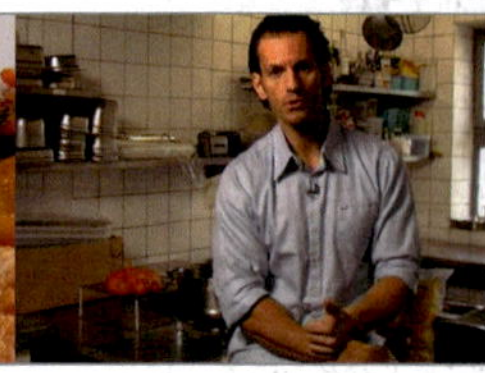

INHALTE DER DVD

> Grundlagen zu Bodybuilding und Muskelaufbau
> Basiswissen zum Training und zur Ernährung
> Trainingspläne für Einsteiger und Fortgeschrittene
> Übungskatalog mit über 30 Übungen
> Beispiele für Mahlzeiten und Supplements

ÜBUNGEN
ERNÄHRUNG
PROFITIPPS

Online den Trailer ansehen!
NaturalChallenge.de/Bodybuilding

Dualedition

Natural Challenge

MCT-Fette in Diätetik und Sporternährung

In den fünfziger Jahren des vergangenen Jahrhunderts fanden mittelkettige Triglyceride (MCT) erstmals Einsatz in der Diätetik. In Deutschland werden reine MCT seit Anfang der sechziger Jahre des vergangenen Jahrhunderts bei verschiedenen Erkrankungen – insbesondere des Pancreas – eingesetzt. Ab den Siebzigern wurden sie auf Grund ihrer Vorteile gegenüber herkömmlichen Nahrungsfetten auch mehr und mehr in der Sporternährung verwendet. MCT kommen in praktisch allen fetthaltigen Lebensmitteln zumindest in Spuren vor. Auch die Muttermilch enthält MCT-Fette. Besonders reich an MCT sind Kokos- und Palmkernöl bzw. Palmkernfett. Aber auch über diese Öle wird es schwer, MCT in therapeutisch notwendigen Mengen aufzunehmen. Erst durch Hydrolyse und Fraktionierung dieser Fette ist es möglich, MCT zu konzentrieren und ein praktisch reines MCT herzustellen. Dieses MCT-Öl wird von der diätetischen Lebensmittelindustrie weiterverarbeitet. Der menschliche Organismus ist auf die Zufuhr von bestimmten Fettsäuren angewiesen. Daher müssen MCT-Produkten diese essenziellen Fettsäuren zugesetzt werden. Hohe Mengen MCT sind in Produkten für Sportler, Formuladiäten für die Gewichtsreduktion, Trink- und Sondennahrungen, parenteralen Lösungen, MCT-Öl, MCT-Margarine sowie weiteren MCT-haltigen Lebensmitteln enthalten.

Da der Schmelzpunkt der MCT-Fette niedrig ist, sind sie bei Zimmertemperatur flüssig. MCT sind weniger hitzebeständig als LCT (langkettige Triglyceride). Eine Temperatureinwirkung von mehr als 150 Grad Celsius sollte vermieden werden. Andernfalls kommt es zuerst zu einem unangenehmem Geschmack und danach „verrauchen" MCT. Das Anbraten von Lebensmitteln ist bei Temperaturen unter 150 Grad Celsius möglich. Zum Frittieren und scharf Anbraten ist MCT jedoch ungeeignet. Für die „warme Küche" sollte MCT-Öl verwendet werden. Zum Backen ist MCT gut verwendbar, da die Kerntemperatur bei Backwaren 150 Grad Celsius praktisch nicht erreichen oder überschreiten kann. MCT-Margarine kann genauso verwendet werden wie herkömmliche Margarine und sie kann auch eingefroren werden.

Es ist davon auszugehen, dass mit der in Deutschland üblichen Kost durchschnittlich ein bis drei Gramm MCT aufgenommen werden. Im Rahmen der Nutzung von MCT in der Diätetik sind größere Mengen erforderlich. Bei der plötzlichen Gabe größerer MCT-Mengen sind in der Literatur allerdings Nebenwirkungen wie Kopfschmerzen, Bauchschmerzen und Durchfall beschrieben. Daher sollten MCT langsam steigernd dosiert werden. Im Bereich der Kinderheilkunde sind am ersten Tag Mengen im Bereich von fünf bis zehn Gramm MCT gut verträglich. Erwachsene können MCT am ersten Tag mit 10 bis 20 Gramm dosieren und diese Menge täglich um zehn Gramm steigern, bis eine sinnvolle Endmenge erreicht ist.

Man geht von einer maximalen Verträglichkeit von 150 Gramm MCT täglich aus. Im Rahmen einer Reduktionskost wäre diese Menge jedoch nicht sinnvoll. Empfehlenswert ist eine tägliche Aufnahme von 30 bis 50 Gramm. Ein Einschleichschema zur Vermeidung von Nebenwirkungen kann also folgendermaßen aussehen:

1. Tag: 15 bis 20 Gramm MCT (Anfangsdosierung)
2. Tag: 20 bis 30 Gramm MCT
4. Tag: 30 bis 40 Gramm MCT
5. Tag: 40 bis 50 Gramm MCT (tägliche Enddosierung)

Eine Daueranwendung von MCT-Produkten ist möglich. Eine Vielzahl von Menschen, die unter Erkrankungen des Pancreas oder der Leber leiden, verzehren seit Jahrzehnten kontinuierlich MCT in weit größeren Mengen. Aus ernährungsmedizinischer Sicht ist eine MCT-Kost als Dauerkost geeignet, wenn sie ausreichend essenzielle Fettsäuren und fettlösliche Vitamine enthält. Davon abzuraten ist lediglich bei Krankheitsbildern wie bestimmten Leber- oder Nierenleiden.

MCT-Fette unterscheiden sich in mehreren Punkten von LCT. Durch ihre besondere Struktur werden sie im Körper anders verwertet als LCT und haben andere biologische Eigenschaften. Diese machen MCT geeignet für den Einsatz bei Übergewicht oder in der Sporternährung. MCT-Fette werden praktisch nicht in die Fettzellen eingelagert, werden sofort „verbrannt" und sind sehr leicht verdaulich.

Im Rahmen einer MCT-Reduktionskost werden MCT im Austausch zu LCT verwendet. Die MCT-Reduktionskost sollte eine Kost mit 1200 bis 1600 kcal sein, die ballaststoffreich ist und einen Gesamtfettgehalt von 30 bis 35 Energieprozent Fett aufweist. Die Kost sollte drei sättigende Mischkost-Mahlzeiten enthalten. Der glykämische Index der Mischkostmahlzeiten sollte möglichst niedrig sein. Außerdem sollte die Zusammenstellung eine niedrige Kaloriendichte aufweisen und den Bedarf an allen essenziellen Nähr- und Wirkstoffen decken sowie die „5-am-Tag"-Regel einhalten. Der Energiespareffekt von MCT im Vergleich zu LCT liegt bei schätzungsweise zwei bis vier Kilokalorien pro Gramm. Bei der täglichen Verwendung von 40 Gramm MCT im Austausch zu LCT liegt das Einsparungspotenzial bei 80 bis 160 Kilokalorien täglich. Das ergibt eine jährliche Energieeinsparung von 29.200 bis 58.400 Kilokalorien, was eine Körperfettreduktion um 4,1 bis 8,3 Kilogramm ermöglichen würde.

Vitamine in der Sporternährung

Vitamine sind für den menschlichen Organismus lebensnotwendige, also essenzielle Mikronährstoffe. Ohne sie wären ein Wachstum und der Ablauf wichtiger Lebensfunktionen nicht möglich. Da der Organismus Vitamine bis auf Vitamin D nicht selbst bilden kann, müssen sie täglich mit der Nahrung aufgenommen werden.

Im Organismus erfüllen die einzelnen Vitamine ganz unterschiedliche Aufgaben, bei denen sie sich nicht gegenseitig vertreten können, da sie chemisch nicht miteinander verwandt sind. Sie wirken beispielsweise als Coenzyme im Kohlenhydrat-, Protein- und Fettstoffwechsel, sorgen für antioxidativen Schutz und eine starke Immunabwehr oder sind für Zellteilung und Blutbildung verantwortlich.

Grundsätzlich unterscheidet man wasserlösliche und fettlösliche Vitamine. Die Aufnahme fettlöslicher Vitamine erfolgt nur in Anwesenheit von Fett, wobei geringe Mengen genügen. Fettlösliche Vitamine können im Gegensatz zu den wasserlöslichen im Körper gespeichert werden, was bei einer Überdosierung zu Vergiftungserscheinungen führen kann. Daher sollte bei den Vitaminen A, D und E auf stark überhöhte Dosierungen verzichtet werden. Anders verhält es sich mit Beta-Carotin: Diese ausschließlich in pflanzlichen Lebensmitteln wie Spinat, Brokkoli und Tomaten enthaltene Vitamin-A-Vorstufe ist auch in Zufuhrmengen über zehn Milligramm nicht giftig, es sei denn, Sie sind Raucher. Die wasserlöslichen Vitamine sind ebenfalls selbst in sehr hohen Dosierungen ungefährlich, da der Organismus die überschüssige Menge über den Urin ausscheidet.

Schwere Mangelerkrankungen wie Beriberi (Mangel an Vitamin B_1) oder Skorbut (Mangel an Vitamin C) treten in Industrieländern praktisch nicht mehr auf. Allerdings sind leichte, latente Mangelerscheinungen gerade im Sport recht häufig zu beobachten, da hier der Bedarf bei den meisten Vitaminen geringfügig erhöht ist. Sportler entwickeln bereits nach wenigen Wochen einer Vitamin-Minderversorgung unspezifische Symptome wie Appetitmangel oder erhöhte Infektanfälligkeit. Dauert die Vitamin-Unterversorgung länger an, führt dies bei Sportlern zu nachlassender Trainingsbereitschaft und Leistungsfähigkeit, rascher Ermüdbarkeit und erhöhtem Schlafbedürfnis sowie zu Gelenkschmerzen.

Obwohl Vitamine im Stoffwechsel nicht verbraucht, sondern wiederholt eingesetzt werden, treten leichte Schweißverluste bei wasserlöslichen Vitaminen auf, vor allem bei Vitamin C. Daneben entsteht bei intensivem Ausdauersport, etwa einem Marathonlauf, aufgrund der hohen Sauerstoffbelastung vermehrt oxidativer Stress, der den Bedarf an antioxidativ wirksamen Vitaminen erhöht. Beta-Carotin, Vitamin C und Vitamin E fangen zellschädigende Sauerstoffverbindungen, sogenannte freie Radikale, ab und machen sie unschädlich. Gelbrote und grüne Gemüsesorten, Obst (Beerenfrüchte, Pfirsiche, Aprikosen), Pflanzenöle und Nüsse sind gute Quellen dieser Vitamine.

Da der Bedarf an Vitamin B_6 mit der Proteinaufnahme zunimmt, kann es insbesondere im Kraftsport leicht zu einer Unterversorgung mit diesem Schlüsselvitamin für den Proteinaufbau kommen. Hohe Vitamin-B_6-Gehalte weisen beispielweise Fleisch, Fisch, Naturreis, Gemüse (Paprika, Rosenkohl, Grünkohl) sowie Bananen auf.

Mehrere Untersuchungen haben gezeigt, dass sowohl Freizeit- als auch Leistungssportler Probleme mit ihrer Vitaminversorgung haben. Dies trifft besonders auf Beta-Carotin sowie die Vitamine C, E, B_1, B_6 und Folsäure zu. Vegetarier nehmen daneben häufig zu wenig Vitamin B_{12} auf, da dieses Vitamin nur in tierischen Produkten vorkommt. Längerfristig kann ein latenter Vitaminmangel zu gesundheitlichen Komplikationen führen. So verursacht eine Unterversorgung mit Folsäure, Vitamin B_6 und B_{12} über einen erhöhten Homocysteinspiegel im Blut eine deutliche Zunahme des Arteriosklerose- und Infarktrisikos.

Teilweise liegt die unzureichende Vitaminzufuhr bei Sportlern an mangelndem Ernährungswissen, oft aber auch an der Schwierigkeit, den gesteigerten Energiebedarf mit einer ausgewogenen und vollwertigen Kost, die in der Regel voluminös aber kalorienarm ist, zu decken, ohne Training oder Wettkampf zu beeinträchtigen. Es besteht schlicht ein Zeit-Mengen-Problem. Hier empfiehlt sich der Einsatz eines Multivitamin-Präparates, das in Höhe des Tagesbedarfs dosiert ist. Durch eine gezielte Supplementierung wird ein bestehender Mangel an Vitaminen behoben, wodurch sich die Leistungsfähigkeit normalisiert. Eine darüber hinausgehende Leistungssteigerung mittels Megadosen wasserlöslicher Vitamine ist dagegen nicht zu erwarten.

Den Vitamingehalt von Lebensmitteln können Sie in speziellen und umfangreichen Nährwerttabellen wie dem Kalorien-Nährwert-Lexikon von Sven-David-Müller und Katrin Raschke ablesen. Die nachfolgenden Tabellen liefern eine Übersicht über die Zufuhrempfehlungen für Sportler und Nichtsportler, sowohl für fettlösliche als auch für wasserlösliche Vitamine. Angaben verstehen sich als Mengenempfehlung pro Tag, außer es ist anders angegeben, wenn sich der Bedarf für Sportler je nach Ernährungsmenge (pro 1000 Kilokalorien) oder Proteinzufuhr (pro Gramm Protein) ändert. Für Frauen gelten – gerade bei Nichtsportlern – zumeist leicht niedrigere Zufuhrempfehlungen als für Männer, bei Sportlern ist hingegen Leistungsniveau und Sportart ausschlaggebender.

Fettlösliche Vitamine	**Empfehlung für Sportler**	**Empfehlung f. Nichtsportler**
Vitamin A (Retinol) Provitamin A (Beta-Carotin)	1,0 - 1,2 mg 5 - 10 mg	0,8 - 1,0 mg 2 - 4 mg
Vitamin D (Calciferol)	5 - 10 µg	5 µg
Vitamin E (Tocopherol)	15 - 20 mg	12 - 15 mg
Vitamin K (Phyllochinon/ Menachinon)	70 µg	60 - 70 µg

Tab. 20a: Übersicht der fettlöslichen Vitamine mit Zufuhrempfehlungen für Sportler und Nichtsportler zwischen 19 und 51 Jahren (Quelle: Mod. nach [13, 45])

Wasserlösliche Vitamine	Empfehlung für Sportler	Empfehlung f. Nichtsportler
Vitamin B_1 (Thiamin)	0,5 mg / 1000 kcal	1,0 - 1,3 mg
Vitamin B_2 (Riboflavin)	0,6 mg / 1000 kcal	1,2 - 1,5 mg
Niacin	6,6 mg / 1000 kcal	13 - 17 mg
Vitamin B_6 (Pyridoxin)	0,016 mg / g Protein	1,2 - 1,5 mg
Folsäure	400 - 600 µg	400 µg
Pantothensäure	6 - 10 mg	6 mg
Biotin	45 - 100 µg	30 - 60 µg
Vitamin B_{12} (Cobalamin)	3,5 - 4,0 µg	3 µg
Vitamin C (Ascorbinsäure)	100 - 500 mg	100 mg

Tab. 20b: Übersicht der wasserlöslichen Vitamine mit Zufuhrempfehlungen für Sportler und Nichtsportler zwischen 19 und 51 Jahren (Quelle: Mod. nach [13, 45])

Mineralstoffe in der Sporternährung

Mineralstoffe sind essenzielle anorganische Verbindungen, die wie Vitamine zu den Mikronährstoffen zählen und regelmäßig aufgenommen werden müssen. Aufgrund ihrer Konzentration im Körper sowie der täglich benötigten Zufuhrmenge unterteilt man die Mineralstoffe in Mengen- und Spurenelemente.

Obwohl Mineralstoffe weniger als vier Prozent des Körpergewichts ausmachen, sind sie besonders für Sportler von herausragender Bedeutung. Dazu zählen Funktionen in der Stoffwechselregulation und für den Wasserhaushalt, die nervale Reizleitung sowie der Aufbau von Zähnen und Knochen. Eine der wichtigsten Aufgaben der Mengenelemente ist ihre Funktion als Elektrolyte, also als in den Körperflüssigkeiten gelöste Salze. Die Konzentration dieser Elektrolyte muss intra- und extrazellulär in engen Grenzen gehalten werden, so dass die nervale Stimulation überhaupt zur Muskelkontraktion führen kann.

Im Gegensatz zu Vitaminen werden Mineralstoffe in Strukturen und Substanzen des Organismus eingebaut. So wird Calcium bei hoher Zufuhr über die Nahrung in den Knochen eingelagert, in Mangelsituationen jedoch aus dem Knochen mobilisiert. Mineralstoffe werden in größerem Ausmaß als Vitamine über den Schweiß ausgeschieden, dazu kommen geringere Urinverluste. Zusätzlich weisen Sportler aufgrund ihres gesteigerten Energieumsatzes einen Mehrbedarf an Mengen- und Spurenelementen auf. Die empfohlene Zufuhr ist in den nachfolgenden Tabellen zusammen mit den jeweiligen Referenzwerten für Nichtsportler dargestellt.

Mengenelemente	Empfehlung für Sportler	Empfehlung f. Nichtsportler
Natrium	3000 - 6000 mg	550 mg
Chlorid	4500 - 9000 mg	830 mg
Kalium	3000 mg	2000 mg
Calcium	1200 mg (1500 mg)*	1000 mg
Phosphor	1000 - 4000 mg	700 mg
Magnesium	400 - 600 mg	300 - 400 mg

Tab. 21a: Übersicht der Mengenelemente mit Zufuhrempfehlungen für Sportler und Nichtsportler zwischen 19 und 51 Jahren (Quelle: Mod. nach [13, 18, 45])

*) für amenorrhöische Sportlerinnen und Jugendliche

Spurenelemente	Empfehlung für Sportler	Empfehlung f. Nichtsportler
Eisen	≤ 20 mg (Frauen bis 25 mg)	10 - 15 mg
Zink	15 - 30 mg	7 - 10 mg
Jod	200 µg	200 µg
Fluor	3,1 - 3,8 mg	3,1 - 3,8 mg
Kupfer	≤ 3,0 mg	1,0 - 1,5 mg
Selen	30 - 70 µg	30 - 70 µg
Mangan	3,5 - 6,0 mg	2,0 - 5,0 mg
Chrom	≤ 200 µg	30 - 100 µg
Molybdän	50 - 100 µg	50 - 100 µg

Tab. 21b: Übersicht der Spurenelemente mit Zufuhrempfehlungen für Sportler und Nichtsportler zwischen 19 und 51 Jahren (Quelle: Mod. nach [13, 18, 45])

Da der Organismus mit zunehmendem Trainingsstand sparsam mit seinen Ressourcen umgeht, sind Defizite in der Mineralstoffversorgung in erster Linie ernährungsbedingt. Denn grundsätzlich ist auch der erhöhte Bedarf im Sport über eine ausgewogene und vollwertige Ernährung zu decken, indem bevorzugt Lebensmittel mit hoher Nährstoffdichte verzehrt werden. Trotzdem treten bei einem Großteil sportlich aktiver Menschen – ähnlich wie bei den Vitaminen – Probleme bei der ausreichenden Versorgung mit Mineralstoffen auf. Aktuelle Untersuchungen belegen, dass die Mineralstoffe Magnesium, Calcium, Eisen, Zink und Jod als kritisch in Bezug auf die Versorgung von Sportlern gelten.

Magnesium sorgt für ein optimales Zusammenspiel von Nerv und Muskel. Eine Verarmung der Magnesiumspeicher ist oft Folge einer Ernährungsweise, bei der nicht genügend kohlenhydratreiche pflanzliche Lebensmittel verzehrt werden. Mögliche Ursachen hierfür sind neben schlechten Ernährungsgewohnheiten proteinreiche Diäten zur Gewichtsreduktion, beispielsweise bei Low-Carb-Diäten. Muskelkrämpfe und andere nervliche Störungen kön nen die Folge sein. Gute Magnesiumquellen stellen magnesiumreiche Mineralwässer mit mehr als 200 Milligramm Magnesium pro Liter sowie Vollkornprodukte, Naturreis, Hülsenfrüchte, Kartoffeln, Gemüse (Spinat, Mais, Kohlrabi) und Obst (Bananen, Beerenfrüchte) dar.

Calcium ist für die Stabilisierung von Knochen und Zähnen sowie für die Muskelkontraktion unverzichtbar. Zu einem Defizit kommt es, wenn die Energiebilanz langfristig negativ ist und gleichzeitig wenig Milch bzw. Milchprodukte verzehrt werden. Aufgrund der hormonellen Regelung des Calcium-Stoffwechsels sind Sportlerinnen mit Menstruationsstörungen (Amenorrhö) und nach der Menopause besonders oft von einem Calcium-Mangel betroffen. Um einem vorzeitigen Abbau der Knochensubstanz vorzubeugen, sollten neben Milchprodukten und calciumreichen Mineralwässern auch grünes Gemüse, Hülsenfrüchte und Vollkornbrot vermehrt auf dem Speiseplan stehen.

Eisen ist ein wichtiger Bestandteil von Hämoglobin, dem roten Blutfarbstoff, dem Muskelfarbstoff Myoglobin sowie Ferritin, der Depotform des Eisens. Somit ist Eisen für die Blutbildung, den Sauerstofftransport im Blut und die Speicherung von Sauerstoff in der Muskulatur unersetzlich. Zudem ist Eisen an vielen Reaktionen zur muskulären Energiebildung beteiligt. Aufgrund der vermehrten Bildung von roten Blutkörperchen (Erythrozyten) bei Sportlern ist Eisenmangel einer der am häufigsten diagnostizierten Mineralmangelzustände im Sport, von dem besonders Läufer betroffen sind. Beim Laufen werden verstärkt Erythrozyten zerstört, was zu einer erhöhten Eisen-Ausscheidung im Urin führt. Sportlerinnen haben gegenüber männlichen Athleten einen höheren Bedarf, da sie mit dem Menstruationsblut regelmäßig ca. 20 Milligramm Eisen verlieren.

Häufig wird ein latenter, das heißt leichter Eisenmangel über die Ferritinwerte im Blut erst spät entdeckt, weil sich die Eisenspeicher nur langsam entleeren. Beim klinischen Eisenmangel ist der Hämoglobinwert reduziert. Eine solche Eisenmangelanämie äußert sich in einer allgemeinen und muskulären Müdigkeit und einer Abnahme der (Ausdauer-)Leistungsfähigkeit. Erste Symptome hierfür sind spaltförmige Hautrisse an den Mundwinkeln sowie Störungen von Haut-, Haar- und Nagelwachstum. Da der Organismus pflanzliches Eisen schlechter nutzen kann als tierisches und weil Eisen in größerer Menge in Fleisch als in pflanzlichen Lebensmitteln enthalten ist, kommt es bei vegetarischen Sportlern – insbesondere bei jungen Frauen – oft zu einer Unterversorgung mit Eisen. Vegetarier sollten daher gute Eisenquellen wie Vollkornprodukte, Hülsenfrüchte und Spinat verzehren, in Verbindung mit Vitamin-C-reichem Gemüse und Obst, wodurch sich die Eisenaufnahme verbessert. Bei einem klinischen Mangel reicht eine Ernährungsumstellung nicht aus. Hier ist, nach Rücksprache mit dem Arzt, eine gezielte Eisen-Substitution nötig.

Zink gilt als Immun-Stimulator und ist ferner an der Proteinsynthese und somit an anabolen Anpassungsprozessen auf Trainingsreize, an Wachstumsprozessen sowie an der Wundheilung beteiligt. Der Zinkbedarf wird durch Sport, körperliche Mehrbelastung und Stress erhöht, weil dann die Zinkwerte im Blut infolge größerer Verluste über den Schweiß langfristig absinken. Meist enthalten tierische Nahrungsmittel mehr Zink als pflanzliche, was mit der bevorzugten Bindung des Zinks an Proteine zusammenhängt. Nahrungsmittel mit einem hohen Zinkgehalt sind beispielsweise Austern und Weizenkeime. Ebenfalls zinkreich sind Muskelfleisch, Eier und Käse sowie Vollkornprodukte, Hülsenfrüchte und Nüsse. Ähnlich wie Eisen wird auch Zink aus pflanzlichen Lebensmitteln schlechter vom Organismus aufgenommen als aus tierischen, so dass vegetarisch eingestellte Sportler meist mit Zink unterversorgt sind. Ein Defizit in der Zinkversorgung behindert die Proteinsynthese, wodurch es zu einem langsameren Abbau von Laktat (Milchsäure) kommt. Eine verminderte Proteinsynthese verlangsamt den Muskelaufbau in Kraftsportarten. Insbesondere für Vegetarier empfiehlt sich daher eine Substitution mit organischen Zinkverbindungen wie Zinkhistidin.

Jod erfüllt als Bestandteil der Schilddrüsenhormone wichtige Aufgaben bei der Regelung der Stoffwechselaktivität. Deutschland ist ein Jodmangelgebiet – die Bevölkerung deckt im Durchschnitt weniger als die Hälfte des Jodbedarfs. Aus diesem Grund weisen auch Sportler hierzulande häufig eine Unterversorgung mit diesem Spurenelement auf. Bei chronischem Jodmangel kommt es zu einer Unterfunktion der Schilddrüse. Die damit einhergehende Drosselung des Stoffwechsels führt zu Müdigkeit und Leistungsabfall. Ist der regelmäßige Verzehr von Meeresfischen und die Verwendung von Jodsalz nicht möglich (etwa bei vegetarischer Ernährungsweise, Fischallergie oder salzarmer Ernährung), sollte nach Absprache mit dem behandelnden Arzt die Zufuhr von Jod in Tablettenform erwogen werden.

Den Mineralstoffgehalt von Lebensmitteln können Sie, ebenso wie den Vitamingehalt, in speziellen und umfangreichen Nährwerttabellen wie dem Kalorien-Nährwert-Lexikon von Sven-David Müller und Katrin Raschke ablesen.

Trinken, bevor der Durst kommt!

Der Stellenwert des Trinkens in der Sporternährung

Unser Körper besteht hauptsächlich aus Wasser: Bei jungen Frauen liegt der Körperwassergehalt bei 50 Prozent, bei jungen Männern bei 60 Prozent und Leistungssportler erreichen sogar Werte bis zu 70 Prozent. Die Unterschiede ergeben sich vor allem aus dem Muskelgehalt, der bei Frauen niedriger ist als bei Männern – und bei (Hoch-)Leistungssportlern am höchsten. Wasser erfüllt im menschlichen Körper viele wichtige Aufgaben:

- Transport von Nährstoffen im Blut, vor allem von Sauerstoff zur Muskulatur (Energiebereitstellung), zum Gehirn (Konzentration) und zur Leber (Stoffwechsel)
- Thermoregulation (Überhitzungsschutz des Körpers)
- Transport von Abbauprodukten über die Niere
- Reaktionspartner bei vielen Stoffwechselprozessen
- Aufrechterhaltung des Blutdrucks und der Fließeigenschaften des Blutes
- Polsterung der Gelenke

Eine unzureichende Flüssigkeitaufnahme kann dagegen zu Nierensteinen, einem erhöhten Risiko von Infekten der Harnwege sowie zu Blasen- und Darmkrebs führen. Für Sportler ist besonders wichtig, dass Wasser die Körpertemperatur konstant hält (Überhitzungsschutz) und die Leistungsfähigkeit aufrechterhält. Denn wer trainiert, kommt ins Schwitzen. Durch Verdunstung des Schweißes werden 70 bis 80 Prozent der überschüssigen Wärme, die bei der Nährstoffverbrennung entsteht, an die Umgebung abgegeben.

Der Organismus kann nur etwa ein Viertel der beim Sport verbrauchten Energie für Muskelarbeit nutzen, die restlichen 75 Prozent werden als Wärme frei [49]. Die durch Schweißverdunstung abgegebene Wärme verhindert, dass sich die Körper(kern)temperatur um mehr als ein bis maximal zwei Grad Celsius erhöht [41]. Ohne diese effektive Verdunstungskälte wäre jeder 10-km-Lauf mit einer lebensbedrohlichen Temperaturerhöhung verbunden.

Ein Rechenbeispiel (nach [42, 62]) zeigt die Schweißbildung und die theoretische Temperaturerhöhung beim Laufen, woraus sich der Wasserverlust durch die sportliche Aktivität berechnen lässt. Annahme: Ein 75 Kilogramm schwerer Sportler läuft zehn Kilometer. Sein Energieverbrauch ist – unabhängig von der Laufgeschwindigkeit – eine Kilokalorie pro Kilogramm Körpergewicht pro Kilometer.

Somit ergibt sich für unseren Sportler:

Energieverbrauch = 1 kcal x 75 (Körpergewicht in kg) x 10 (Strecke in km) = 750 kcal

Der mechanische Wirkungsgrad beim Sport beträgt 25 Prozent, das heißt, von den errechneten 750 kcal werden nur 25 Prozent durch die Muskelarbeit verbraucht, 75 Prozent der Energie werden als Wärme frei.

$\text{Energieverbrauch}_{\text{Wärme}}$ = 0,75 x 750 kcal = 562,5 kcal

Dabei erwärmen 0,83 kcal an Energie, die in Wärme umgesetzt wird, 1 kg Körpergewicht um 1°C. Man spricht von der spezifischen Wärmekapazität des Körpers.

Die Körpertemperatur des 75 kg schweren Athleten erhöht sich also insgesamt um 1°C, wenn 75-mal 0,83 kcal umgesetzt werden. Daraus lässt sich nun die theoretische Temperaturerhöhung durch die sportliche Aktivität errechnen:

Temperaturerhöhung = $\text{Energieverbrauch}_{\text{Wärme}}$: (spez. Wärmekapazität x Körpergewicht)

Mit unseren Zahlen ergibt das:

Temperaturerhöhung = 562,5 kcal : (0,83 kcal/kg/°C x 75 kg) = 9,04 °C

Der Körper gleicht diese theoretische Temperaturerhöhung durch Verdunstungskälte aus. Die Evaporation von einem Liter Körperwasser ergibt dabei einen Ausgleich zur Temperaturerhöhung aus einem Energieumsatz von 580 kcal. Allerdings verdunstet nicht die gesamte Flüssigkeitsmenge und sorgt so für Abkühlung. Etwa 20 Prozent des austretenden Schweißes tropfen ab. Der rechnerische Wasserverlust unseres Sportlers setzt sich also aus den Anteilen aus abgetropftem und verdunstetem Schweiß zusammen, wobei die Schweißverdunstung in der passenden Größenordnung zum Ausgleich der errechneten Temperaturerhöhung liegen muss.

$\text{Wasserverlust}_{\text{Verdunstung}}$ = 562,5 kcal : 580 kcal/l = 0,97 l

Geht man davon aus, dass die Verdunstungsmenge ca. 80 Prozent des gesamten Wasserverlustes durch das Schwitzen ausmacht und die restlichen 20 Prozent abtropfen, ergibt sich:

$\text{Wasserverlust}_{\text{Gesamt}}$ = 0,97 l (durch Verdunstung) + 0,24 l (durch Abtropfen) = 1,21 l

Der Athlet in unserem Rechenbeispiel verliert also durch Schwitzen bei seinem 10-km-Lauf etwa 1,2 Liter Wasser.

Mit zunehmendem Trainingszustand können Sportler in der gleichen Zeit mehr schwitzen und so ihre Körpertemperatur besser regulieren. Die Menge des Schweißverlustes nimmt dabei proportional zu Leistungsintensität, Umgebungstemperatur und Luftfeuchtigkeit zu und kann bei trainierten Sportlern zwei bis drei Liter pro Stunde betragen. Zur Feststellung, wie hoch die sportbedingten Schweißdefizite sind, sollten Sie sich vor und nach der Belastung unbekleidet wiegen. Die mit dem Schweiß verlorene Flüssigkeitsmenge entspricht in etwa der Gewichtsdifferenz in Litern (zuzüglich der Trinkmenge beim Sport) und sollte innerhalb von zwei Stunden nach der Belastung ausgeglichen werden.

Wie viel trinken – und was?

Eine gute Orientierung zum Ausgleich der Flüssigkeitsbilanz beim Sport bietet eine Faustformel, nach der Sportler täglich 40 bis 45 Milliliter pro Kilogramm Körpergewicht trinken sollten. Für eine 55-Kilogramm-Sportlerin wären das etwa 2,2 bis 2,5 Liter, für einen 80-Kilogramm-Athleten 3,2 bis 3,6 Liter.

Den Getränken kommt im Sport eine besondere Bedeutung zu, da eine ausgeglichene Flüssigkeitsbilanz die Voraussetzung für optimale Leistungen ist. Wichtig ist dabei, dass Sie regelmäßig über den Tag verteilt – möglichst vor Eintreten des Durstgefühls – trinken. Das Trinkbedürfnis setzt nämlich bei den meisten Menschen erst dann ein, wenn der Flüssigkeitsverlust bereits zu einem leichten Wassermangel (Dehydratation) und somit zu einem Leistungsabfall geführt hat, denn Dehydratation führt zur Eindickung des Blutes. Das höher belastete Herz kann den im Blut transportierten Sauerstoff und wichtige Nährstoffe nicht mehr schnell genug an die Arbeitsmuskeln pumpen, Puls- und Atemfrequenz erhöhen sich, der Körper macht schlapp.

Bereits ab einem Wasserverlust von zwei Prozent des Körpergewichts (das entspricht beispielsweise 1,4 Liter bei einem 70-Kilogramm-Sportler) kommt es zu Durchblutungsstörungen und reduzierter Ausdauer-Leistungsfähigkeit bei Freizeitsportlern. Bei Wasserverlusten von vier Prozent des Körpergewichts ist zudem die Kraftleistung verringert. Erreichen die Wasserverluste fünf Prozent des Körpergewichts (also 3,5 Liter für den 70-Kilogramm-Sportler), tritt auch bei Leistungssportlern ein starker Leistungsabfall mit Koordinationsstörungen, Schwindelgefühlen, erhöhter Pulsfrequenz, Muskel- und Magen-Darm-Krämpfen sowie Übelkeit auf. Mit dem Schweiß verliert der Körper allerdings nicht nur Wasser, sondern auch die darin gelösten Mineralstoffe (Elektrolyte) – allen voran Natrium mit 1,2 Gramm pro Liter Schweiß. Klar zu erkennen ist das an den weißen Salzrändern, die getrockneter Schweiß in Sporttextilien hinterlässt. Daneben enthält Schweiß geringere Mengen an Kalium, Magnesium und Calcium sowie kleine Mengen der Spurenelemente Eisen und Zink.

Schweiß ist hypoton, das heißt, die Anzahl der gelösten Teilchen ist in einem Liter Schweiß geringer als in einem Liter Blut. Optimal für eine schnelle Rehydratation, also zum raschen Ersatz von Schweißverlusten, sind daher leicht hypotone bis isotone Getränke – isoton verweist auf eine gleiche Anzahl gelöster Teilchen wie im Blut. Die beiden entscheidenden Vorteile solcher Getränke:

- → die Flüssigkeit verlässt schnell den Magen (hohe Magenentleerungsrate)
- → und gelangt vom Dünndarm aus schnell ins Blut (hohe Wasserabsorptionsrate)

Außerdem sollte das Getränk energieliefernde Kohlenhydrate enthalten, welche die Ermüdung hinauszögern, sowie Natrium, um die großen Salzverluste im Schweiß – zumindest teilweise – zu ersetzen und die Wasseraufnahme aus dem Dünndarm zu beschleunigen. Sinnvoll ist auch der Zusatz von Kalium, Calcium und Magnesium, solange die Menge nicht die Verluste im Schweiß übersteigt. Die nachfolgende Tabelle zeigt eine optimale Zusammensetzung.

Substanz	**Menge**	**Verhältnis / Anmerkung**
Kohlenhydrate (Glukose, Maltodextrin, Saccharose, Fruktose)	40 - 80 g/l (Fruktose < 20 g/l)	Verhältnis Maltodextrin zu Fruktose 2:1
Natrium	0,4 - 1,0 g/l	
Chlorid	400 - 1500 mg/l	
Kalium	120 - 225 mg/l	
Calcium	45 - 225 mg/l	
Magnesium	10 - 100 mg/l	
Säuerungsgrad (pH-Wert)		≥ 4,0

Tab. 22: Anforderungen an ein optimales Rehydrationsgetränk (Quelle: Mod. nach [7, 8, 42])

Die Liste empfehlenswerter Sportgetränke zum raschen Flüssigkeitsersatz wird angeführt von den im Handel erhältlichen Isogetränken. Sie eignen sich besonders für intensive Ausdauertrainings und Wettkämpfe von mehr als einer Stunde, z. B. (Halb-)Marathon und Triathlon.

Besonders viel Energie liefern Glukosepolymer-Lösungen, die Malzzucker (Maltodextrine) und Stärke als Kohlenhydratquelle enthalten. Aufgrund der geringen Teilchengröße der Maltodextrine sind diese Getränke bis zu einer enthaltenen Menge von 170 Gramm Kohlenhydrate pro Liter noch isoton. Sie dienen bei langandauernden Belastungen weniger als Flüssigkeitsersatz, sondern primär der Leistungsstabilisierung sowie der Verlängerung der Belastungsdauer. Eine preiswerte Alternative stellt die geschmacklich ansprechende Apfelsaftschorle dar. Im Verhältnis eins zu eins mit einem natriumreichen, aber kohlensäurearmen Mineralwasser gemischt enthält die Schorle pro Liter ca. 55 Gramm Kohlenhydrate und ist ebenfalls gerade noch isoton.

Eine isotonische Apfelsaftschorle ist daher zum Flüssigkeiseratz beim Krafttraining sowie bei moderaten Ausdauerbelastungen bestens geeignet, offenbart jedoch kleine Schwächen. Zum einen senkt der hohe Gehalt an Fruchtsäuren den pH-Wert unter 4 und erschwert damit die Wasseraufnahme im Dünndarm. Zum anderen kann die enthaltene Menge an Fruktose (ca. 30 Gramm pro Liter) bei größeren Mengen Durchfall verursachen.

Kohlensäurearmes Mineralwasser mit mindestens 250 Milligramm Natrium pro Liter ist aber auch pur getrunken zum Flüssigkeitsersatz bei sportlichen Aktivitäten, die nicht deulich über eine Stunde andauern, gut geeignet. Wasser weist eine hohe Magenverträglichkeit auf, da es sogar noch schneller als Isogetränke aus dem Magen entleert wird. Nachteilig ist allerdings die etwa drei bis viermal langsamer verlaufende Wasserabsorption aus dem Dünndarm.

Weitere empfehlenswerte hypotone Getränke sind Früchte- und Kräutertee, alkoholfreies Bier, Süßmolke sowie Tomatensaft. Cola, Limonade, Fruchtsäfte und Energydrinks sind hyperton und daher als Rehydratationsgetränke ungeeignet. Sie verstärken sogar das Durstempfinden noch, weil sie wegen ihrer zu hohen Teilchenanzahl im Dünndarm erst verdünnt werden müssen, wodurch dem Körper vorübergehend Wasser entzogen wird.

Die Frage, wie viel und in welchen Abständen getrunken werden sollte, wird bestimmt von der Flüssigkeitsmenge, die der Magen pro Stunde in den Dünndarm abgeben kann. Da die maximale Magenentleerungsrate bei 0,9 Liter pro Stunde liegt, macht es wenig Sinn, größere Mengen innerhalb einer Stunde zu trinken.

Darüber hinaus kommt es bei sportlicher Betätigung infolge der größeren Schweißverluste zu einem Flüssigkeitsdefizit. Sportler sind daher gut beraten, ihre sportliche Aktivität gut hydriert zu beginnen. Eine einfache Methode, um dies festzustellen, ist der Urintest: Wenn der Urin hell bis farblos ist, sind sie ausreichend „gewässert". Je dunkler er dagegen ist, umso mehr Flüssigkeit fehlt Ihnen. Ein etwaiges Defizit zu Beginn ist ohne Beeinträchtigung der sportlichen Leistung nicht mehr auszugleichen.

Die optimale Trinktemperatur liegt zwischen fünf und zehn Grad Celsius, kältere Getränke können Magenkrämpfe und Durchfall (Magensturzentleerung) verursachen. Die folgende Tabelle gibt Empfehlungen zu Zeitpunkt, Menge und Häufigkeit des Trinkens beim Sport.

Zeitpunkt / Dauer	**Trinkempfehlung**
Vor der Belastung:	
→ 1 - 2 Stunden vorher	500 - 1000 ml Flüssigkeit (mit 1 - 2 g Kohlenhydrate pro kg Körpergewicht)
→ 30 - 40 Minuten vorher	400 - 600 ml Flüssigkeit (zur Hyperhydration)
Während der Belastung:	
→ weniger als 1 Stunde	200 - 250 ml Flüssigkeit alle 15-20 Minuten
→ mehr als 1 Stunde	200 - 250 ml Flüssigkeit + 4-8 % Kohlenhydrate alle 15-20 Min.
→ mehr als 3 Stunden	200 - 250 ml Flüssigkeit + 4-8 % Kohlenhydrate + Natrium (1,0 g/l), Kalium, Magnesium alle 15-20 Minuten

Tab. 23: Trinkempfehlungen beim Sport (Quelle: Mod. nach [41, 42, 49])

Kreatin, L-Carnitin & Co.

Der Stellenwert von „Leistungsförderern" in der Sporternährung

Seit einigen Jahren wird in der Sporternährung leistungsfördernden Substanzen, den so genannten ergogenen Hilfen oder Wirkstoffen, vermehrt Beachtung geschenkt. Zweck dieser ergogenen Hilfen ist es, die oberste Grenze der körperlichen Leistung hinauszuschieben. Die von den Athleten aufgenommenen Wirkstoffe sollen dabei folgenden Zielen dienen:

- → Sicherung und Beschleunigung der Regeneration
- → Optimierung der Energiebereitstellung
- → Erhöhung der Energieproduktionsrate
- → Unterstützung des Muskelaufbaus
- → Verzögerung der Ermüdung

Aus der Vielzahl der legalen, ernährungsbezogenen Leistungsförderer sollen hier nur diejenigen dargestellt werden, deren Wirksamkeit sich erwiesen hat bzw. als sehr wahrscheinlich gilt. In folgender Übersicht sind diese Substanzen hervorgehoben.

Stoffklasse	**Substanz**
Körpereigene Wirkstoffe und Stoffwechselprodukte	**Kreatin**, **L-Carnitin**, Pyruvat, Coenzym Q_{10}, Hydroxymethylbutyrat (HMB), Hydroxycitrat (HCA), Inosin, Cholin, Inositol, alpha-Liponsäure, Orotsäure
Aminosäuren	**verzweigtkettige Aminosäuren (BCAAs)**, **Glutamin**, Tryptophan, Taurin, Asparaginsäure, Arginin, Ornithin
Alkaloide	**Coffein**
Fette / Fettsäuren	konjugierte Linolsäure (CLA), mittelkettige Triglyceride (MCT)
Vitamine	antioxidative Vitamine („ACE"), Vitamin B_{12}, Folsäure
Mineralstoffe	alkalische Salze (Bicarbonate)
Sekundäre Pflanzenstoffe	Flavonide
Pflanzliche Enzyme	Bromelain, Papain

Tab. 24: Auswahl ernährungsbezogener ergogener Hilfen (Quelle: Mod. nach [49, 50])

Grundsätzlich gilt, dass auch der erhöhte Nährstoffbedarf von Sportlern über eine gesunde und ausgewogene Ernährung gedeckt werden kann – auch bei Leistungssportlern. Lediglich bei wenigen Substanzen, denen positive Effekte auf die Leistungsfähigkeit zugeschrieben werden, können die entsprechenden Dosierungen schwer über die allgemeine Ernährung erreicht werden.

Nahrungsergänzungsmittel sind Konzentrate, die dosiert verabreicht werden und daher gezielt zur gesteigerten Zufuhr einzelner Nährstoffe oder sonstiger Stoffe mit physiologischer Wirkung herangezogen werden können. Reglementierung und Forschung sind in diesem Bereich jedoch lange nicht so ausführlich wie beispielsweise bei Arzneimitteln. Daher besteht bei Nahrungsergänzungsmitteln – insbesondere bei hoher Dosierung – durchaus die Gefahr gesundheitlicher Nebenwirkungen. Nahrungsergänzungsmittel sollten deshalb nur nach einer individuellen Nutzen-Risiko-Analyse und möglichst unter Aufsicht eines Sportmediziners eingesetzt werden [21].

Kreatin

An erster Stelle der ergogenen Hilfen ist sicherlich Kreatin zu nennen, das einer der populärsten Leistungsförderer bei Sportlern ist. Bereits bei den Olympischen Sommerspielen 1996 nutzten knapp 80 Prozent der Athleten dieses Supplement [36]. Aus gutem Grund: Keine andere Nahrungsergänzung ist häufiger untersucht worden als Kreatin. Dabei ergaben annähernd 85 Prozent aller Studien der letzten Jahre, dass Kreatin einen ergogenen Effekt bei hochintensiven Belastungen hat [26].

Mit Kreatin können Sie insbesondere bei sich wiederholenden, explosiven Kurzzeitbelastungen hoher Intensität Ihre sportliche Leistung verbessern. Hierunter fallen Sportarten und Trainingsformen wie Krafttraining (Bodybuilding, Powerlifting, Gewichtheben etc.), Spielsportarten, (Bahn-)Radrennen, Sprintdisziplinen (100-m-Sprint, 6 x 60-m-Sprints), Wurf- und Sprungdisziplinen der Leichtathletik und Intervall-Training beim Laufen und Schwimmen.

Kreatin bewirkt eine Steigerung der anaerob-alaktaziden Leistungsfähigkeit – dabei zeigen sich Auswirkungen sowohl während der Belastung als auch in der Erholungsphase:

→ **Während der Belastung** zögert Kreatinphosphat im arbeitenden Muskel bei hochintensiven Kurzzeitbelastungen die Ermüdung hinaus, indem es das Energie liefernde ATP annähernd so schnell regeneriert wie dieses zu ADP zerfällt. Das heißt praktisch ausgedrückt, dass Sie mit dem gleichen Gewicht mehr Wiederholungen absolvieren können, bis das Muskelversagen eintritt.

→ **In der Ruhepause** kann mit Hilfe des supplementierten Kreatins zudem Kreatinphosphat schneller wiederhergestellt werden. Dies führt zu einer kürzeren Erholungsphase zwischen zwei Belastungen (z. B. Sätze oder Intervalle).

Eine typische Kreatin-Einnahme als Kur bewirkt dabei eine deutliche Steigerung ihrer Maximalkraft, der Muskelmasse (also fettfreier Körpermasse), der Sprintleistung sowie der

Anzahl an Wiederholungen, die Sie bei maximaler Kontraktion pro Satz beim Krafttraining bewältigen können. Kreatin wird im Organismus aus den Aminosäuren Glycin, Arginin und Methionin in einer Menge von ein bis zwei Gramm gebildet. Als natürlicher Inhaltsstoff ist Kreatin nur in tierischen Lebensmitteln in nennenswerten Mengen enthalten. Daher werden bei Mischkost zusätzlich zur körpereigenen Produktion ein bis zwei Gramm Kreatin über die Nahrung aufgenommen [38]. Da sich aber die Eigensynthese der Nahrungszufuhr anpasst, können auch Vegetarier ihren täglichen Bedarf von etwa zwei Gramm decken [40, 47].

Ungefähr 95 Prozent des Gesamtkreatins (120 Gramm, davon 40 Prozent als freies Kreatin und 60 Prozent als Kreatinphosphat) finden sich im Skelettmuskel [40]. Durch die Kreatinsupplementierung steigt der Gehalt an Gesamtkreatin um ca. 20 Prozent, der eigentliche Energiespeicher, das Kreatinphosphat, kann sogar um bis zu 40 Prozent zunehmen [28, 47]. Dabei gibt es allerdings große individuelle Unterschiede: Am stärksten ist die Wirkung, wenn Sie niedrige Kreatin-Ausgangswerte und einen hohen Anteil an schnell kontrahierenden Muskelfasern haben. Schon kurz nach Beginn der Einnahme von Kreatin – nach etwa zwei bis fünf Tagen – sollten Sie ein bis zwei Kilogramm mehr Körpergewicht auf die Waage bringen. Dieser Massezuwachs ist vorwiegend durch Wassereinlagerung in die Muskelzellen bedingt. Die prall gefüllten Muskelzellen geben anschließend Anreize für echtes Muskelwachstum, die sogenannte Hypertrophie [28, 40]. Ganz entscheidend hierfür ist jedoch ein ausreichend intensives Training, eine Kreatinzufuhr für sich alleine genommen bringt nichts.

Vorteilhaft an Kreatin ist, dass es nicht nur eine effektive, sondern anscheinend auch eine sichere ergogene Hilfe ist, selbst bei langfristiger Einnahme über Monate und Jahre hinweg. Vorausgesetzt natürlich, Sie halten sich an die empfohlene Dosierung. Die einzige nachgewiesene „Nebenwirkung" ist die Gewichtszunahme, die allerdings in der Tat in einigen Lauf- und Schwimmdisziplinen (Langstrecken) der Leistung abträglich sein kann. In Einzelfällen kann es zu einer verstärkten Neigung zu Muskelkrämpfen kommen [5]. Achten Sie daher auf eine ausreichende Zufuhr an Magnesium (400 bis 600 Milligramm) und Flüssigkeit (drei bis vier Liter). Wärmen Sie sich vor dem Training bzw. Wettkampf außerdem gründlich auf.

Die Kreatin-Vorstufe Kreatinmonohydrat wird üblicherweise oral eingenommen, nachdem es in feiner Pulverform in 300 bis 500 ml reinen Trauben- oder Apfelsaft bis zur vollständigen Auflösung eingerührt wurde. Kapseln oder Tabletten bewirken zum einen eine um 20 Prozent schwächere Kreatin-Konzentration im Serum, zum anderen können die Muskelzellen deutlich mehr Kreatin aufnehmen, wenn Kreatin in Verbindung mit den im Fruchtsaft reichlich enthaltenen Einfachzuckern (Glukose, Fruktose) eingenommen wird, weil diese die Insulinsekretion stimulieren.

Um die Kreatinaufnahme in die Muskelzellen zu optimieren, trinken Sie 30 Minuten nach jeder Einnahme nochmals 300 bis 500 Milliliter Fruchtsaft. Verzichten Sie während der vier Wochen einer Kreatin-Kur möglichst ganz auf coffeinhaltige Getränke. Coffein verlängert die Erholungszeit des Muskels und eliminiert so den ergogenen Effekt des Kreatins [40]. Als lohnender Anreiz für den Coffein-Verzicht kann Ihnen vielleicht die Aussicht dienen, dass Coffein nach einer Kreatin-Kur besonders leistungsfördernd wirkt [5].

Um jegliche Beeinträchtigung der Nierenfunktion auszuschließen und mögliche Unannehmlichkeiten wie Magenunverträglichkeiten, Übelkeit oder Durchfall zu vermeiden, sollten Sie sich an erprobte Dosierungsschemata halten, wie in der folgenden Tabelle dargestellt.

Sportartengruppe	Dosierung von Kreatinmonohydratpulver
Kraftsport / Bodybuilding	→ Ladephase (5 Tage): 20 g/Tag in 4 Einzelgaben zu je 5 g (entspricht einem gestrichenen Teelöffel) im zeitlichen Abstand von 1-5 Stunden → Erhaltungsphase (23 Tage): An Trainingstagen 5 g/Tag ca. 30-45 Minuten vor dem Training; an trainingsfreien Tagen reichen 2 g aus
Ausdauer-Leistungssport	→ kurzfristig zur Wettkampfvorbereitung 2-5 g/Tag → oder längerfristig zur Regenerationserhöhung (infolge erhöhter Proteinsynthese) über mehrere Monate 1-2 g/Tag

Tab. 25: Kreatin-Dosierungen im Kraftsport und Ausdauer-Leistungssport
(Quelle: Mod. nach [18, 22, 40, 41, 47])

Coffein

Coffein ist wahrscheinlich das weltweit am meisten verbreitete Stimulans und insbesondere in Kaffee, grünem und schwarzem Tee, Guarana, Cola-Getränken und Energy-Drinks enthalten. Die Tabelle zeigt den Coffeingehalt einiger ausgewählter Getränke:

Getränk	Serviergröße	Coffeinmenge
Kaffee* (schwarz)	150 ml	50 - 120 mg
Tee* (schwarz)	150 ml	15 - 50 mg
Heiße Schokolade	250 ml	10 mg
Cola-Getränke	330 ml	40 - 50 mg
Energy-Drinks	250 ml	80 mg

Tab. 26: Coffeingehalt ausgewählter Getränke (Quelle: Mod. nach [38, 41])
*) Werte schwanken stark in Abhängigkeit von Herkunft der Pflanzen und Zubereitungsart

Coffein ist ein milder psychoaktiver Wirkstoff, dessen volle Wirkung 30 bis 60 Minuten nach der Aufnahme eintritt und etwa drei bis vier Stunden anhält. Dosierungen von etwa zwei Milligramm pro Kilogramm Körpergewicht bewirken eine Steigerung der Aufmerksamkeit, Konzentration, Koordination und Reaktionsfähigkeit. Eine ergogene Verbesserung der körperlichen Ausdauer-Leistungsfähigkeit tritt bereits nach Aufnahme bei einer Coffeinmenge von zwei bis vier Milligramm pro Kilogramm Körpergewicht ein, was bei einem Körpergewicht von 75 Kilogramm einer Coffeinmenge von etwa 100 bis 300 Milligramm bzw. zwei bis drei Tassen Kaffee entspricht.

Der Fettstoffwechsel wird durch Coffeinkonsum angekubelt, so dass wertvolles Muskelglykogen eingespart und die mögliche Belastungsdauer verlängert wird. Dieser Effekt kann durch so genanntes Nüchterntraining (Fettstoffwechseltraining) genutzt werden, bei dem man im nüchternen Zustand 30 Minuten nach der Aufnahme von etwa 200 Milligramm Coffein das Ausdauer-Training beginnt. Doch auch bei weniger als 60 Minuten dauernden Aktivitäten, bei denen die Glykogenvorräte nicht leistungslimitierend sind, kann Coffein die Leistung fördern (z. B. beim 1500-m-Lauf oder 100-m-Schwimmen).

Ein Sportlergetränk, das neben Kohlenhydraten und Elektrolyten zudem Coffein enthält, kann die Leistung stärker verbessern als eine Kohlenhydrat-Elektrolyt-Lösung alleine. Aus diesem Grund wird einigen Energieriegeln und -gels Coffein zugesetzt. Darüber hinaus können auch Kraftsportler von Coffein profitieren: Aktuelle Studien haben gezeigt, dass Coffein die willkürliche Kontraktionsfähigkeit des Muskels erhöht und die muskuläre Ermüdung hinauszögert, indem es das Verhältnis von Natrium und Kalium und die Calciumbindung im Muskel günstig beeinflusst. Daneben bewirkt Coffein eine Verbesserung der Leistungsfähigkeit bei niedriger und mittlerer Intensität [17].

Seit 2004 steht Coffein nicht mehr auf der Dopingliste der World Anti-Doping Agency (WADA), weil der leistungsfördernde Effekt schon bei Mengen eintritt, die bei normalem Kaffee- oder Teekonsum aufgenommen werden [60]. Dessen ungeachtet sollten Sportler vor einem Wettkampf nicht mehr als fünf bis sechs Tassen Kaffee trinken, was einer Menge von 675 Milligramm Coffein entspricht. Denn die Aufnahme von mehr als 700 Milligramm bewirkt häufig eine Coffein-Überdosierung, welche die Leistungsfähigkeit nachhaltig hemmt. Typische Symptome einer Überdosierung sind Herzrasen, Konzentrationsstörungen bis hin zu geistiger Verwirrung, Kopfschmerzen und Schwindelgefühle [38].

Demzufolge reicht der empfohlene Dosierungsbereich von 200 bis 675 Milligramm (zwei bis sechs Tassen Kaffee), um Leistungssteigerungen ohne Effekte einer Überdosierung zu erreichen. Nicht-Kaffeetrinker sollten sich erst vier bis sechs Wochen lang mit einer geringen Dosis (z. B. einer Tasse Kaffee) an die Wirkung des Coffeins gewöhnen, da bei ihnen infolge eines erhöhten Adrenalinausstoßes Überdosierungen früher auftreten können.

Die ergogene Wirkung des Coffeins kann unterschiedlich stark ausgeprägt sein, je nachdem wie empfindlich ein Sportler auf Coffein reagiert. Diese individuelle Sensitivität lässt sich auch durch Gewöhnung kaum beeinflussen. An Coffein gewöhnte Personen brauchen sich übrigens keine Sorgen wegen ihres Flüssigkeitshaushalts zu machen: Bei ihnen setzt die milde harntreibende Wirkung des Coffeins erst ungefähr ab der fünften Tasse Kaffee ein und wird bei sportlicher Aktivität sogar ganz unterdrückt [37].

Aminosäuren (BCAAs und Glutamin)

Die verzweigtkettigen Aminosäuren Leucin, Isoleucin und Valin (engl. **B**ranched-**C**hain **A**mino **A**cids, daher auch kurz BCAAs) zählen zu den neun für den Menschen unentbehrlichen Aminosäuren. Etwa 40 Prozent dieser unentbehrlichen Aminosäuren werden in Form von BCAAs benötigt.

Die verzweigtkettigen Aminosäuren wirken nicht unmittelbar leistungsverbessernd. Vielmehr fördern sie in erster Linie die Regenerationsfähigkeit und das Immunsystem des Sportlers, was sich erst zwei bis drei Wochen nach Beginn der regelmäßigen Einnahme positiv bemerkbar macht: Der Athlet kann so in der Trainingsphase öfter und intensiver trainieren, ohne dass er durch Übertraining, Verletzungen oder Infektionen gebremst wird. Die gesteigerte Trainingsintensität fördert dann mittel- und langfristig die Leistung.

Im Gegensatz zu anderen Aminosäuren können die verzweigtkettigen Aminosäuren im Skelettmuskel verbrannt (oxidiert) werden. Sportliche Aktivität erhöht neben der Fettverbrennung auch die Oxidation der BCAAs im Muskel. Daher ist die BCAA-Zufuhr kurz vor und nach der Belastung gleich in mehrfacher Hinsicht vorteilhaft: Einerseits verringern die BCAAs sportbedingte Muskelschädigungen und den darauf folgenden Muskelkater. Andererseits unterdrücken die verzweigtkettigen Aminosäuren den Proteinabbau im Muskel, wobei Leucin sogar den Muskelaufbau fördert [2, 52]. Des Weiteren üben die supplementierten BCAAs einen Glykogen sparenden Effekt bei Ausdauerbelastungen aus, so dass länger mit hoher Intensität trainiert werden kann. Eine aktuelle Studie ergab zudem, dass bei entleerten Glykogenspeichern vermehrt Fettsäuren aus dem Muskel zur Energiegewinnung eingesetzt werden und der Blutglukosespiegel länger konstant gehalten wird [52]. Dies optimiert die Leistungsfähigkeit bei lang andauernden Ausdauersportarten (z. B. Marathon) und zögert die Ermüdung hinaus. Nicht zuletzt empfielt sich der Einsatz verzweigtkettiger Aminosäuren bei moderaten Reduktionsdiäten, weil so trotz eines deutlichen Gewichtsverlusts Muskelkraft und Ausdauerleistung erhalten bleiben.

Als bestes Beispiel für den ergogenen Effekt der verzweigtkettigen Aminosäuren dient der Schwimmer Mark Warnecke: Nach einer langen Wettkampfpause hat er in nur acht Wochen sein Körpergewicht um 18 Kilogramm reduziert. Dabei hat er mit Hilfe der BCAA-Supplementation sogar Muskelmasse, Kraft und Leistung aufgebaut, so dass er mit nur einem halben Jahr intensivster Vorbereitung bei den Weltmeisterschaften 2005 in Montreal die Goldmedaille über 50 Meter Brust errang. Und dies mit 35 Jahren, einem Alter, in dem man auf der Sprint-Distanz gegenüber einer deutlich jüngeren Konkurrenz eigentlich chancenlos ist.

Die empfohlene Dosis beträgt 10 bis 20 Gramm reine BCAAs. Um den ergogenen Effekt der BCAAs zu nutzen, ist es aber nicht notwendig, diese in isolierter Form einzunehmen. Als etwas wirkungsvollere Alternative können Sie vor und nach dem Training 20 bis 40 Gramm eines Molkenprotein-Hydrolysats verzehren, aus dem der Organismus die verzweigtkettigen Aminosäuren ähnlich schnell aufnimmt. Zusätzlich können die BCAAs ihre Wirkung durch die Anwesenheit der Aminosäure Glutamin voll entfalten.

Glutamin stärkt das Immunsystem, steigert deutlich die Regeneration, ist die am meisten im Muskel gespeicherte Aminosäure und katalysiert nach Belastung eine sehr schnelle Glykogeneinlagerung in die Muskelzellen.

Die folgende Übersicht zeigt die BCAA- und glutaminreichsten Lebensmittel mit Angabe des jeweiligen Aminosäureanteils pro 100 Gramm und dem Energiewert (Kilokalorien) bezogen auf die gleiche Menge. Ausführliche Nährwertangaben entnehmen Sie bitte der Kalorien- und Nährwerttabelle ab Seite 92.

Leucin-„Bomben"

1.	Stockfisch tiefgefroren	5,90 g/100 g	333 kcal/100 g
2.	Sojaeiweiß texturiert	4,97 g/100 g	285 kcal/100 g
3.	Hartkäse Dreiviertelfettstufe	3,61 g/100 g	357 kcal/100 g
4.	Hartkäse Magerstufe	3,56 g/100 g	167 kcal/100 g
5.	Buttermilchpulver	3,42 g/100 g	380 kcal/100 g
6.	Sojamehl (entfettet, entbittert)	3,25 g/100 g	197 kcal/100 g
8.	Sojafleisch mit Gewürzen Trockenprodukt	3,10 g/100 g	305 kcal/100 g
9.	Parmesan	3,03 g/100 g	440 kcal/100 g
10.	Hartkäse	3,00 g/100 g	295 kcal/100 g
11.	Sojabohne geröstet	2,89 g/100 g	359 kcal/100 g
12.	Sauermilchkäse Magerstufe	2,85 g/100 g	131 kcal/100 g
13.	Greyerzer	2,73 g/100 g	406 kcal/100 g
14.	Hartkäse Rahmstufe	2,73 g/100 g	406 kcal/100 g
15.	Bergkäse Vollfettstufe	2,71 g/100 g	384 kcal/100 g
16.	Emmentaler Vollfettstufe	2,70 g/100 g	383 kcal/100 g
17.	Hartkäse Vollfettstufe	2,70 g/100 g	383 kcal/100 g
18.	Schnittkäse Dreiviertelfettstufe	2,60 g/100 g	256 kcal/100 g
19.	Schmelzkäse Halbfettstufe	2,57 g/100 g	222 kcal/100 g
20.	Hefe	2,56 g/100 g	288 kcal/100 g
21.	Chester	2,54 g/100 g	368 kcal/100 g
22.	Jarlsberg Vollfettstufe	2,51 g/100 g	349 kcal/100 g
23.	Tilsiter	2,50 g/100 g	354 kcal/100 g
24.	Sojabohnen getrocknet	2,49 g/100 g	416 kcal/100 g
25.	Schnittkäse Fettstufe	2,49 g/100 g	313 kcal/100 g

Isoleucin-„Bomben"

1.	Stockfisch tiefgefroren	3,63 g/100 g	333 kcal/100 g
2.	Sojaeiweiß texturiert	3,11 g/100 g	285 kcal/100 g
3.	Hartkäse Dreiviertelfettstufe	2,23 g/100 g	357 kcal/100 g
4.	Hartkäse Magerstufe	2,20 g/100 g	167 kcal/100 g
5.	Buttermilchpulver	2,06 g/100 g	380 kcal/100 g
6.	Sojamehl (entfettet, entbittert)	2,03 g/100 g	197 kcal/100 g
7.	Magermilchpulver	2,02 g/100 g	368 kcal/100 g
8.	Sojafleisch mit Gewürzen Trockenprodukt	1,93 g/100 g	305 kcal/100 g
9.	Parmesan	1,87 g/100 g	440 kcal/100 g
10.	Hartkäse	1,85 g/100 g	295 kcal/100 g
11.	Hefe	1,78 g/100 g	288 kcal/100 g

12.	Sojabohne geröstet	1,74 g/100 g	359 kcal/100 g
13.	Hartkäse Rahmstufe	1,68 g/100 g	406 kcal/100 g
14.	Greyerzer	1,68 g/100 g	406 kcal/100 g
15.	Bergkäse Vollfettstufe	1,68 g/100 g	384 kcal/100 g
16.	Hartkäse Vollfettstufe	1,66 g/100 g	383 kcal/100 g
17.	Emmentaler Vollfettstufe	1,66 g/100 g	383 kcal/100 g
18.	Sauermilchkäse Magerstufe	1,62 g/100 g	131 kcal/100 g
19.	Sojabohnen getrocknet	1,58 g/100 g	416 kcal/100 g
20.	Chester	1,57 g/100 g	368 kcal/100 g
21.	Hase Fleisch frisch gegart	1,55 g/100 g	153 kcal/100 g
22.	Jarlsberg Vollfettstufe	1,55 g/100 g	349 kcal/100 g
23.	Rind Filet (Lende) frisch gegart	1,54 g/100 g	152 kcal/100 g
24.	Reh Fleisch frisch gegart	1,51 g/100 g	160 kcal/100 g
25.	Rind Fleisch frisch gegart	1,50 g/100 g	151 kcal/100 g

Valin-„Bomben“

1.	Stockfisch tiefgefroren	4,01 g/100 g	333 kcal/100 g
2.	Sojaeiweiß texturiert	3,24 g/100 g	285 kcal/100 g
3.	Hartkäse Dreiviertelfettstufe	2,43 g/100 g	357 kcal/100 g
4.	Hartkäse Magerstufe	2,39 g/100 g	167 kcal/100 g
5.	Buttermilchpulver	2,27 g/100 g	380 kcal/100 g
6.	Magermilchpulver	2,20 g/100 g	368 kcal/100 g
7.	Sojamehl (entfettet, entbittert)	2,12 g/100 g	197 kcal/100 g
8.	Gelatine	2,11 g/100 g	343 kcal/100 g
9.	Sojafleisch mit Gewürzen Trockenprodukt	2,09 g/100 g	305 kcal/100 g
10.	Hefe	2,07 g/100 g	288 kcal/100 g
11.	Parmesan	2,04 g/100 g	440 kcal/100 g
12.	Hartkäse	2,01 g/100 g	295 kcal/100 g
13.	Hartkäse Rahmstufe	1,83 g/100 g	406 kcal/100 g
14.	Greyerzer	1,83 g/100 g	406 kcal/100 g
15.	Bergkäse Vollfettstufe	1,82 g/100 g	384 kcal/100 g
16.	Hartkäse Vollfettstufe	1,81 g/100 g	383 kcal/100 g
17.	Emmentaler Vollfettstufe	1,81 g/100 g	383 kcal/100 g
18.	Sauermilchkäse Magerstufe	1,80 g/100 g	131 kcal/100 g
19.	Sojabohne geröstet	1,78 g/100 g	359 kcal/100 g
20.	Schnittkäse Dreiviertelfettstufe	1,72 g/100 g	256 kcal/100 g
21.	Chester	1,70 g/100 g	368 kcal/100 g
22.	Rind Filet (Lende) frisch gegart	1,69 g/100 g	152 kcal/100 g
23.	Kürbiskern frisch	1,68 g/100 g	560 kcal/100 g
24.	Jarlsberg Vollfettstufe	1,68 g/100 g	349 kcal/100 g

25.	Schnittkäse halbfest Dreiviertelfettstufe	1,67 g/100 g	242 kcal/100 g

Glutamin-/Glutaminsäure-„Bomben“

1.	Sojaeiweiß texturiert	13,2 g/100 g	285 kcal/100 g
2.	Stockfisch tiefgefroren	10,7 g/100 g	333 kcal/100 g
3.	Sojafleisch mit Gewürzen Trockenprodukt	9,1 g/100 g	305 kcal/100 g
4.	Gelatine	8,9 g/100 g	343 kcal/100 g
5.	Sojamehl (entfettet, entbittert)	8,7 g/100 g	197 kcal/100 g
6.	Hartkäse Dreiviertelfettstufe	8,2 g/100 g	357 kcal/100 g
7.	Hartkäse Magerstufe	8,0 g/100 g	167 kcal/100 g
8.	Magermilchpulver	7,2 g/100 g	368 kcal/100 g
9.	Parmesan	6,8 g/100 g	440 kcal/100 g
10.	Sojabohne geröstet	6,8 g/100 g	359 kcal/100 g
11.	Hartkäse	6,8 g/100 g	295 kcal/100 g
12.	Sojabohnen getrocknet	6,7 g/100 g	416 kcal/100 g
13.	Buttermilchpulver	6,5 g/100 g	380 kcal/100 g
14.	Sauermilchkäse Magerstufe	6,3 g/100 g	131 kcal/100 g
15.	Greyerzer	6,1 g/100 g	406 kcal/100 g
16.	Hartkäse Rahmstufe	6,1 g/100 g	406 kcal/100 g
17.	Bergkäse Vollfettstufe	6,1 g/100 g	384 kcal/100 g
18.	Emmentaler Vollfettstufe	6,1 g/100 g	383 kcal/100 g
19.	Hartkäse Vollfettstufe	6,1 g/100 g	383 kcal/100 g
20.	Chester	5,7 g/100 g	368 kcal/100 g
21.	Schnittkäse Dreiviertelfettstufe	5,7 g/100 g	256 kcal/100 g
22.	Jarlsberg Vollfettstufe	5,7 g/100 g	349 kcal/100 g
23.	Schmelzkäse Halbfettstufe	5,6 g/100 g	222 kcal/100 g
24.	Schnittkäse halbfest Dreiviertelfettstufe	5,5 g/100 g	242 kcal/100 g
25.	Tilsiter	5,5 g/100 g	354 kcal/100 g

L-Carnitin

L-Carnitin ist eine vitaminähnliche Substanz, die im Organismus in geringen Mengen von etwa 16 Milligramm aus den unentbehrlichen Aminosäuren Lysin und Methionin gebildet wird. Die seit Längstem bekannte Funktion des L-Carnitins ist der Transport langkettiger Fettsäuren durch die innere Mitochondrienmembran zwecks Energiegewinnung aus Fett. Daher wird Carnitin seit vielen Jahren die Rolle eines „fat burners" zugeschrieben und als ergogene Hilfe angepriesen. Viele Ausdauersportler nutzen daher L-Carnitin in der Absicht, die Oxidation von Fett während der Aktivität zu erhöhen und damit Muskelglykogen einzusparen. Darüber hinaus hat die Aufnahme von L-Carnitin zahlreiche positive Auswirkungen auf die Ausdauerleistung:

- Erhöhung der maximalen Sauerstoffaufnahme (VO_2max)
- Senkung des respiratorischen Quotienten als Anzeichen für eine vermehrte Fettverbrennung (der RQ zeigt das Verhältnis von ausgeatmetem Kohlendioxid zu eingeatmetem Sauerstoff)
- Absenken des Laktatspiegels
- Verminderung der Herzfrequenz
- Verringerung von Muskelschmerzen (Muskelkater)
- Beschleunigung der Regeneration
- Stimulierung des Immunsystems
- Förderung der Muskeldurchblutung

Die Eigensynthese in Leber, Nieren und Gehirn verläuft sehr langsam und kann Verluste oder einen erhöhten L-Carnitin-Bedarf nicht rasch ausgleichen. Zudem ist die körpereigene L-Carnitin-Produktion von einer ausreichenden Zufuhr der Vitamine C, Niacin, B_6, B_{12}, Folsäure sowie Eisen abhängig. Eine Unterversorgung an einem dieser Mitfaktoren schränkt die körpereigene L-Carnitin-Produktion ein.

Obwohl 98 Prozent des Körperbestandes von 20 Gramm an L-Carnitin in der Muskulatur gespeichert sind, kann die Skelett- und Herzmuskulatur L-Carnitin nicht selbst bilden. Um den L-Carnitin-Pool aufrechtzuerhalten, muss dieser täglich mit der Nahrung ergänzt werden [41]. Tierische Lebensmittel wie Lamm, Rind und Schwein enthalten die höchsten Mengen an L-Carnitin, während in pflanzlichen Lebensmitteln nur wenig oder gar kein L-Carnitin zu finden ist. Mit einer typischen westlichen Mischkost werden 100 bis 300 Milligramm L-Carnitin aufgenommen. Ovo-Lacto-Vegetarier nehmen dagegen nur 10 bis 40 Milligramm, Veganer sogar nur ein bis vier Milligramm pro Tag auf.

Demzufolge führt eine vegetarische Kost insbesondere in Verbindung mit Ausdauersport zu einem starken Absinken des L-Carnitin-Spiegels im Blut. Durch Ausdauertraining wird L-Carnitin einerseits verstärkt über den Urin ausgeschieden, andererseits sind viele Sportler mit Vitamin C, B_6, Folsäure und Eisen unterversorgt, so dass die L-Carnitin-Synthese eingeschränkt ist [41]. Vegetarier und Ausdauersportler sowie Schwangere haben also einen erhöhten L-Carnitin-Bedarf.

Die folgende Tabelle zeigt den L-Carnitin-Gehalt einiger tierischer und pflanzlicher Nahrungsmittel, die Angaben verstehen sich pro Kilogramm ungekochter Ware:

Tierische Produkte	Menge pro kg
→ Fleischextrakt	36.860 mg
→ Ziegenkeule	2.210 mg
→ Hirschkalbsteak	1.930 mg
→ Lammkeule	1.900 mg
→ Kängurusteak	1.660 mg
→ Rehkeule	1.640 mg
→ Lammfilet	1.610 mg
→ Elchbraten	1.600 mg
→ Hirsch	1.500 mg
→ Rinderbraten	1.430 mg
→ Rinderhüftsteak	1.350 mg
→ Strauß	1.280 mg
→ Rindsgulasch	1.270 mg
→ Rentiersteak	1.210 mg
→ Hasenkeule	1.200 mg
→ Rinderbeinfleisch	1.180 mg
→ Pferdefleisch	1.170 mg
→ Rehrücken	1.160 mg
→ Ziegenrücken	1.120 mg
→ Kalbsschnitzel	1.050 mg
→ Kalbsrücken	1.020 mg
→ Roastbeef	1.010 mg
→ Hase	860 mg
→ Rinderhackfleisch	470 mg
→ Wildschweinrücken	420 mg
→ Bratwurst	386 mg
→ Corned Beef	320 mg
→ Cervelatwurst	300 mg
→ Entenbrust	288 mg

Milchprodukte	Menge pro kg
→ Ziegenkäse	127 mg
→ Kondensmilch	97 mg
→ Schafskäse	65 mg
→ Hüttenkäse	53 mg
→ Joghurt	41 mg
→ Milch	40 mg

Meeresfrüchte	Menge pro kg
→ Hummer (Körper)	270 mg
→ Felsenaustern	243 mg
→ Langustenschwanz	154 mg
→ Hummer (Schere)	142 mg
→ Seelachsfilet	132 mg
→ Heringe (gebraten)	124 mg
→ Seelachs (Alaska)	97 mg
→ Heringe (Grün)	86 mg
→ Riesengarnelen	74 mg
→ Aal (geräuchert)	65 mg
→ Scholle	63 mg

Pflanzliche Produkte	Menge pro kg
→ Steinpilze (getrockn.)	388 mg
→ Spitzmorcheln (getr.)	208 mg
→ Pfifferlinge (getr.)	126 mg
→ Austernpilze	50 mg
→ Steinpilze (frisch)	28 mg
→ Champignons	26 mg
→ Pfifferlinge (frisch)	13 mg

Tab. 27: L-Carnitin-Gehalt von Nahrungsmitteln (Quelle: Mod. nach [19])

Bis vor einigen Jahren blieb das L-Carnitin den Nachweis der nachgesagten positiven Effekte auf die Ausdauerleistungsfähigkeit und die Fettverbrennnung meist schuldig. Heute überwiegt eindeutig die Anzahl placebokontrollierter Studien, welche die behaupteten Wirkungen bestätigen [23]. So konnte insbesondere gezeigt werden, dass die Einnahme von zwei Gramm L-Carnitin über vier Wochen die L-Carnitin-Konzentration im Muskel erhöht

[9]. Durch eine regelmäßige L-Carnitin-Aufnahme kann die Verminderung des L-Carnitinspeichers bei Ausdauerläufern verhindert werden.

Eine weitere nachgewiesene Funktion des L-Carnitins ist die Aktivierung von Schlüsselenzymen im aeroben Energiestoffwechsel. Reichlich verfügbares L-Carnitin bewirkt in den Mitochondrien eine Stimulierung des Pyruvatdehydrogenase-Enzymkomplexes. Dadurch kann Glukose bei längeren Belastungen vollständig oxidiert werden, so dass der anaerobe Anteil der Energiegewinnung sinkt und es zu einer geringeren Laktatbildung kommt [41]. Schließlich kann L-Carnitin die Regenerationszeit nach sportlichen Anstrengungen deutlich verkürzen sowie Schäden am Muskelgewebe und damit verbundene Schmerzen (Muskelkater) signifikant abmildern [22]. Sportliche Belastungen werden besser und länger verkraftet und die Motivation zu sportlichen Betätigungen nachhaltig erhöht.

Die Supplementierung mit L-Carnitin bewirkt zwar keine direkte Verbesserung der Leistungsfähigkeit, ist jedoch – insbesondere für weibliche Ausdauersportler mit vorwiegend vegetarischer Ernährungsweise – aufgrund des breiten Wirkspektrums leistungsstabilisierend und daher sinnvoll. Durch die beschleunigte Regeneration, den Schutz vor muskulären Verletzungen sowie die stimulierte Immunabwehr können Belastungen in kürzeren Abständen wiederholt werden, was langfristig leistungssteigernd ist. Empfehlenswert ist eine regelmäßige Einnahme über mindestens vier Wochen in einer Dosis von ein bis zwei Gramm täglich.

Teil 3

Strategien für leistungs-orientierte Sportler

Richtig essen vor, während und nach Training und Wettkampf

Es hat sich für ambitionierte Sportler aller Sportartengruppen bewährt, die sportliche Aktivität und die darauf abgestimmte Ernährungsweise über das Jahr in verschiedene Phasen einzuteilen:

- → Trainingsphase (Aufbauphase)
- → Vorwettkampfphase
- → Wettkampfphase
  - → vor dem Wettkampf
  - → während des Wettkampfes
  - → nach dem Wettkampf
- → Regenerationsphase

Nachfolgend werden die Besonderheiten der einzelnen Phasen – mit einem Schwerpunkt auf der Trainingsphase – näher beschrieben. Dabei wird zwischen den unterschiedlichen Ernährungsbedürfnissen von Kraftsportarten einerseits und Ausdauersportarten andererseits differenziert.

Sporternährung in der Trainingsphase (Aufbauphase)

Die Trainingsphase bildet die Grundlage der sportlichen Leistungsfähigkeit und erstreckt sich über den längsten Zeitraum des Jahres. Dementsprechend sollten Sie sich gerade in dieser Phase das Grundmuster einer gesunderhaltenden und leistungsstabilisierenden Ernährungsweise zu eigen machen, denn hier geht es um die **Basisernährung** des Sportlers. Um den Verdauungstrakt nicht übermäßig zu belasten, ist es sinnvoll, die Energiezufuhr wie folgt auf sechs Mahlzeiten zu verteilen:

1. Frühstück:	25 Prozent
2. Frühstück:	10 Prozent
Mittagessen:	25 Prozent
Zwischenmahlzeit:	15 Prozent
Abendessen:	20 Prozent
Abendsnack:	5 Prozent

Wer vormittags trainiert, kann das erste Frühstück und das Mittagessen zu Lasten der nachfolgenden Mahlzeiten reichlicher gestalten. Wer das Training im Anschluss an die Arbeit in die Nachmittags- oder Abendstunden verlegt, ist gut beraten, das Mittagessen etwas knapper, dafür Zwischenmahlzeit und Abendessen größer ausfallen zu lassen.

Grundsätzlich sollte die letzte größere Mahlzeit zwei bis drei Stunden vor dem Training eingenommen werden, leicht verdaulich sein und überwiegend aus komplexen Kohlenhydraten mit niedrigem glykämischen Index bestehen. Zur Vermeidung von Magen-Darm-Beschwerden darf sie jedoch nicht zu ballaststoffhaltig sein. Eine gute Verdaulichkeit weisen solche Speisen auf, die nach spätestens drei Stunden den Magen verlassen und in den Dünndarm gelangen (siehe nachfolgende Tabelle zur Verweildauer der Speisen im Magen). Allgemein gilt, dass sich mit zunehmendem Fettanteil des Essens die Magenverweildauer verlängert.

Verweildauer	Beispielhafte Lebensmittel
5 - 10 Minuten	Wasser (still), Isogetränke, Glukose, Energie-Gels mit Maltodextrinen
10 - 30 Minuten	Isogetränke, Apfelsaftschorle, alkoholfreies Bier, Aminosäuren
1 Stunde	Kaffee, Tee, Cola-Getränke, Limonaden, Bier, Proteinhydrolysate, Energieriegel mit Kohlenhydraten
2 Stunden	Banane, Zwieback, Weißbrot, Brötchen, Müsli, Milch, Quark, Kakao, Joghurt, Fruchtbuttermilch, Reis, Fleischbrühe, Forelle, Karpfen, zartes Gemüse, Proteinriegel
3 Stunden	Mischbrot, Vollkornbrot, Äpfel, Kartoffeln, Nudeln, Eier, Rindfleisch, Huhn, Gemüse, Rührei
4 Stunden	Wurst, Schinken, Putenfleisch, Kalbsbraten, Beefsteak, Schweinefleisch (fett), Nüsse
5 Stunden	Geflügelbraten, Wildfleisch, Hülsenfrüchte, Gurkensalat, Pommes frites
6 Stunden	Speck, Heringssalat, Pilze, Thunfisch
7 Stunden	Ölsardinen, Aal, Gänsebraten, Schweinshaxe

Tab. 28: Durchschnittliche Verweildauer der Speisen im Magen (Quelle: Mod. nach [15, 26, 40])

Ernährungsstrategien für Kraftsportarten

Der Aufbau von Muskelmasse und die Entwicklung von Maximalkraft sind die Hauptziele von Kraftsportlern in der Trainings- oder Aufbauphase. Für Bodybuilder ist es von Vorteil, sich in einer geringfügig positiven Energiebilanz zu befinden, so dass der Organismus die Extra-Energie zum Muskelaufbau nutzen kann. Eine etwa zehn Prozent über der zur Aufrechterhaltung des Körpergewichts benötigten Energiemenge ist in der Aufbauphase vorteilhaft, weil die Extra-Energie den Zuwachs an Muskelmasse verstärken kann [27]. Zusätzlich sollten Sie auf ein angemessenes Angebot an biologisch hochwertigem Eiweiß von 1,5 bis 2,0 Gramm pro Kilogramm Körpergewicht achten, um die Muskulatur mit ausreichend

Aminosäuren zur Proteinsynthese zu versorgen. Dies entspricht 12 bis 15 Energieprozent. Darüber hinaus kann Ihnen der mit einer hohen Proteinzufuhr einhergehende thermische Effekt (Thermogenese) beim Abbau von Körperfett helfen.

Insbesondere Schnellkraftsportler sollten konsequent fettarme Proteinquellen wie Magerquark, Sojamilch, Buttermilch sowie magere Vertreter von Fisch, Fleisch und Geflügel bevorzugen, denn sonst steigt der Fettanteil der Nahrung leicht auf Werte über 30 Energieprozent an, was immer auf Kosten des Kohlenhydratanteils geht. Hilfreich ist es hier, vermehrt pflanzliche Eiweißlieferanten wie Getreideprodukte, Sojaprodukte (z. B. Sojamilch, Tofu) und Hülsenfrüchte zu verzehren, die von Natur aus wenig Fett, dafür aber Kohlenhydrate enthalten.

Die zum Muskelaufbau erforderliche hohe Trainingsintensität kann nur dann aufrechterhalten werden, wenn Sie über eine hohe Kohlenhydratzufuhr verbrauchtes Glykogen in den Muskeln wiederherstellen. Fast die gesamte Energie eines hochintensiven Widerstandstrainings (mit etwa acht bis zwölf Wiederholungen pro Satz) wird durch Muskelglykogen bereitgestellt. Für optimal gefüllte Glykogendepots empfehlen Ernährungswissenschaftler daher sechs bis acht Gramm Kohlenhydrate pro Kilogramm Körpergewicht, was einem Anteil von 55 bis 60 Prozent der Energiezufuhr entspricht. Dabei sollten Sie grundsätzlich Lebensmittel wählen, die als Kohlenhydratquelle überwiegend Stärke – also komplexe Kohlenhydrate – enthalten, weil diese gleichzeitig gute Lieferanten für Mineralstoffe, Vitamine und Ballaststoffe sind. Beispiele hiefür sind Vollkorn-Getreideprodukte, Kartoffeln, Hülsenfrüchte, Gemüse und Obst.

Aktuellen wissenschaftlichen Studien zufolge haben protein- und kohlenhydrathaltige Zwischenmahlzeiten unmittelbar vor und nach dem Training einen besonders günstigen Einfluss auf den Muskelaufbau, Kraftzuwachs und die Wiederauffüllung der Glykogenspeicher [29, 58]. Nehmen Sie für optimalen Zuwachs an Muskelmasse und Kraft 15 Minuten vor dem Widerstandstraining ein Gramm pro Körperkilogramm an Kohlenhydraten mit hohem glykämischen Index auf. Dafür müsste ein 80-Kilogramm-Athlet also 80 Gramm Kohlenhydrate aufnehmen, was er beispielsweise in Form von drei mittelgroßen Bananen oder 150 Gramm Trockenpflaumen tun könnte.

Wenn Sie nun noch Ihrem Körper mindestens sechs Gramm an unentbehrlichen Aminosäuren gönnen, sind Sie perfekt für Ihren Workout vorbereitet. Die Aminosäuren brauchen nicht in freier Form, wie oft als Tabletten oder Trinkampulle angeboten, eingenommen werden. Ein kleines Glas von 0,2 Litern mit aufgelöstem Proteinkonzentrat, am besten Molkenprotein-Hydrolysat, wird mit Hilfe der zuvor verzehrten hochglykämischen Kohlenhydrate annähernd so rasch resorbiert wie freie Aminosäuren.

Direkt nach dem Training sollten Sie pro Körperkilogramm 0,6 Gramm Kohlenhydrate mit hohem glykämischen Index und anschließend mindestens sechs Gramm unentbehrliche Aminosäuren aufnehmen. Unser beispielhafter Bodybuilder mit 80 Kilogramm Körpergewicht müsste somit 48 Gramm Kohlenhydrate bzw. zwei mittelgroße Bananen direkt nach dem Training verzehren, also noch in der Umkleide. Idealerweise nehmen Sie danach noch vier weitere kohlenhydratbetonte kleine Mahlzeiten im zeitlichen Abstand von 30 Minuten ein.

Da sich einerseits eine hohe Fettzufuhr leistungslimitierend auswirkt und einen schädlichen Einfluss auf das Herz-Kreislauf-System ausübt, andererseits eine extrem fettarme Diät eine deutliche Absenkung des körpereigenen Testosteronspiegels bewirkt, sollten Bodybuilder in der Trainingsphase 25 bis 30 Energieprozent in Form von Fett aufnehmen. Die folgende Grafik (Abbildung 8) zeigt die daraus resultierende Nährstoffverteilung für einen Kraftsportler in der Trainingsphase.

Trainingsernährung des Kraftsportlers

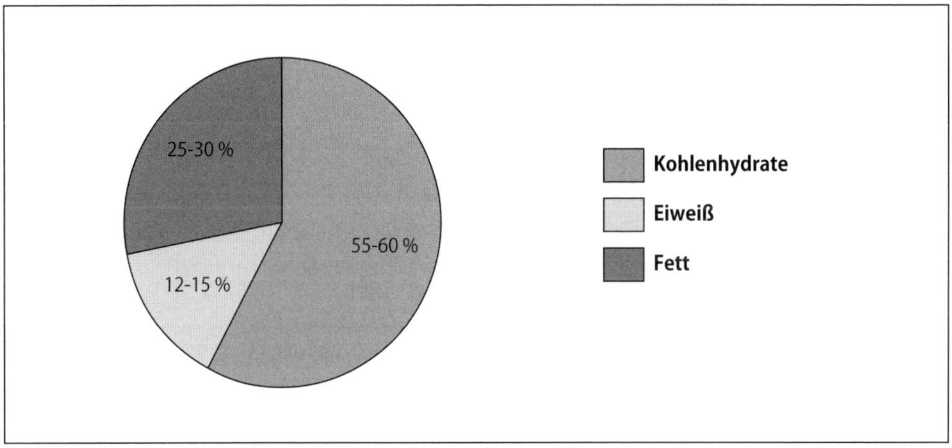

Abb. 8: Nährstoffverteilung in der Trainingsernährung des Kraftsportlers

Ein Beispiel hilft, diese Ernährungsweise zu verdeutlichen: Ein in der Aufbauphase intensiv trainierender Kraftsportler mit einem Körpergewicht von 80 Kilogramm hat einen Gesamtumsatz von 3840 Kilokalorien (siehe Erläuterung zur Berechnung im Kapitel „Energie- und Nährstoffbedarf" ab S. 18). Zuzüglich der zehn Prozent Extra-Energie für optimalen Muskelaufbau kommt er auf 4224 Kilokalorien an Nahrungsenergie, die er wie folgt auf die Nährstoffe verteilen kann:

Nährstoff	Zufuhr pro kg	Gesamtmenge	Energie	Anteil
Kohlenhydrate	7,1 - 7,7 g/kg	565 - 613 g	2318 - 2515 kcal	55 - 60 %
Protein	1,5 - 2,0 g/kg	120 - 160 g	492 - 656 kcal	12 - 15 %
Fett	1,4 - 1,7 g/kg	113 - 134 g	1053 - 1250 kcal	25 - 30 %

Tab. 29a: Nährstoffverteilung eines Kraftsportlers bei 80 kg Körpergewicht und 4224 kcal Gesamtumsatz

Da die absolut aufgenommene Eiweißmenge mit dem Körpergewicht deutlich zunimmt, können schwerere Sportler den Proteinanteil zugunsten des Kohlenhydrat- oder Fettanteils leicht reduzieren, wie in der folgenden Tabelle am Beispiel eines 100-Kilogramm-Athleten gezeigt.

Nährstoff	Zufuhr pro kg	Gesamtmenge	Energie	Anteil
Kohlenhydrate	7,2 - 7,7 g/kg	722 - 773 g	2958 - 3169 kcal	56 - 60 %
Protein	1,4 - 2,0 g/kg	140 - 180 g	574 - 738 kcal	11 - 14 %
Fett	1,5 - 1,7 g/kg	148 - 170 g	1373 - 1584 kcal	26 - 30 %

Tab. 29b: Nährstoffverteilung eines schweren Kraftsportlers (100 kg Körpergewicht, 5280 kcal Gesamtumsatz)

Ernährungsstrategien für Ausdauersportarten

Bei Ausdauersportarten ist die Menge des schnell verfügbaren Glykogens leistungsentscheidend. Daher sollten Ausdauersportler zur ständigen Wiederauffüllung des im Training verbrauchten Glykogens bereits in der Trainingsphase den Kohlenhydratanteil der Nahrung auf mindestens 60 Energieprozent steigern. Je intensiver Sie trainieren, desto höher ist dabei der Kohlenhydratanteil zu wählen. Durch gezielte Auswahl kohlenhydratreicher und fettarmer Nahrungsmittel wie Nudeln, Naturreis, Kartoffeln, Müsli, frisches und getrocknetes Obst lässt sich der Anteil der Kohlenhydrate an der Gesamtenergie ohne spezielle Nahrungsergänzungen auf bis zu 65 Prozent erhöhen. Dies ist jedoch nur möglich, wenn Sie konsequent am Fett sparen. Dies gilt vor allem, wenn Sie sich bisher mit eher fettreicher „Hausmannskost" ernährt haben.

Intensive Ausdauerbelastungen bewirken einen größeren Verschleiß an Muskelfasern als früher angenommen. Trainiert man länger als 90 Minuten, werden zudem Aminosäuren zur Bereitstellung von etwa fünf Prozent der Energie abgebaut, so dass man in diesem Falle 1,6 Gramm Eiweiß pro Kilogramm Körpergewicht aufnehmen sollte. Das entspricht 10 bis 15 Energieprozent. Da eine fettreiche Nahrung die Magenverweildauer der Speisen deutlich verlängert und insbesondere der Ausdauerleistungsfähigkeit abträglich ist, sollten Ausdauersportler auf fettarme Eiweißlieferanten und hochwertige pflanzliche Fette und Fischöle achten.

Nach dem Training gilt es, keine Zeit zu verschwenden und möglichst rasch die verbrauchte Energie zu ersetzen. Die Aktivität des für die Glykogenspeicherung verantwortlichen Enzyms, der Glykogensynthase, ist direkt nach der Belastung am höchsten und geht innerhalb von 12 bis 24 Stunden auf den Ausgangswert zurück. Kohlenhydrate werden unmittelbar nach intensiver Belastung am effektivsten in Glykogen umgewandelt und in die Muskeln eingelagert. Empfohlene Aufnahmezeitpunkte von Kohlenhydraten sind daher:

- → in der ersten Stunde nach dem Training: 1 Gramm pro Kilogramm Körpergewicht
- → während der nächsten Stunde: 1 Gramm pro Kilogramm Körpergewicht
- → innerhalb eines Tages: 7,5 Gramm pro Kilogramm Körpergewicht

Für die Zusammensetzung der Trainingsernährung eines Ausdauersporlers gilt somit eine Nährstoffverteilung gemäß Abbildung 9.

Trainingsernährung des Ausdauersportlers

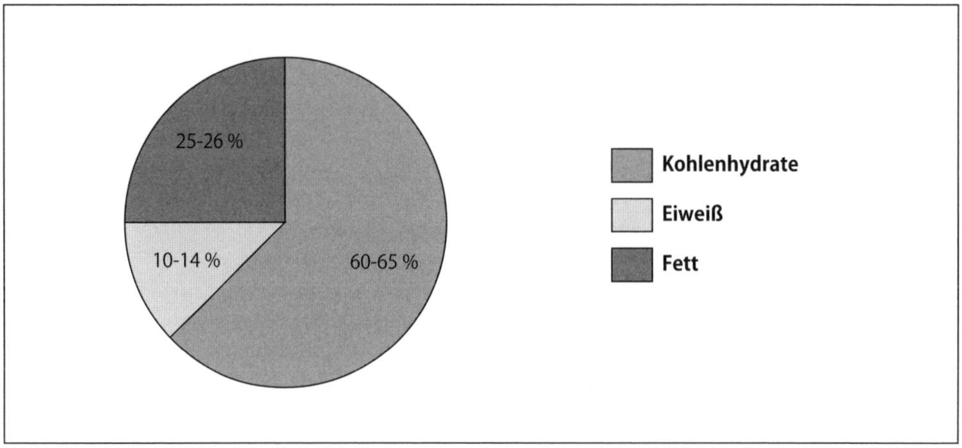

Abb. 9: Nährstoffverteilung in der Trainingsernährung des Ausdauersportlers

Hierzu ein Beispiel: Ein 80 Kilogramm schwerer Ausdauersportler sollte gemäß der vorstehenden Richtwerte innerhalb von 60 und 120 Minuten nach dem Training jeweils 80 Gramm Kohlenhydrate aufnehmen. Zur raschen Glykogeneinlagerung eignen sich besonders Lebensmittel mit hohem glykämischen Index (z. B. Fruchtsaftschorlen, Obst, Müsli). Innerhalb von 24 Stunden beträgt die Kohlenhydratzufuhr rund 600 Gramm, wobei außerhalb des Trainings und der zweistündigen „Aufladephase" danach Lebensmittel mit niedrigem und mittlerem glykämischen Index zu bevorzugen sind.

Seinen Gesamtumsatz von 3840 Kilokalorien (Berechnung siehe ab S. 18) kann dieser Ausdauersportler wie folgt auf die Nährstoffe verteilen:

Nährstoff	**Zufuhr pro kg**	**Gesamtmenge**	**Energie**	**Anteil**
Kohlenhydrate	7,1 - 7,6 g/kg	565 - 606 g	2315 - 2486 kcal	60 - 65 %
Protein	1,2 - 1,6 g/kg	96 - 128 g	394 - 525 kcal	10 - 14 %
Fett	1,3 - 1,4 g/kg	103 - 108 g	960 - 1000 kcal	25 - 26 %

Tab. 30a: Nährstoffverteilung eines Ausdauersportlers bei 80 kg Körpergewicht und 3840 kcal Gesamtumsatz

Eine 55 Kilogramm leichte Läuferin hingegen benötigt zur optimalen Glykogeneinlagerung innerhalb der ersten beiden Stunden nach dem Training jeweils nur 55 Gramm Kohlenhydrate, im Tagesverlauf sollte sie rund 400 Gramm Kohlenhydrate aufnehmen. Für diese Ausdauerathletin ergäbe sich bezüglich der empfohlenen Nährstoffverteilung bei einem Gesamtumsatz von 2640 Kilokalorien ein Bild wie in der nachfolgenden Tabelle (Tabelle 30b) aufgezeigt.

Nährstoff	Zufuhr pro kg	Gesamtmenge	Energie	Anteil
Kohlenhydrate	7,1 - 7,6 g/kg	393 - 419 g	1610 - 1716 kcal	60 - 65 %
Protein	1,2 - 1,6 g/kg	66 - 88 g	271 - 361 kcal	10 - 14 %
Fett	1,3 - 1,4 g/kg	71 - 74 g	660 - 686 kcal	25 - 26 %

Tab. 30b: Nährstoffverteilung einer Läuferin (55 kg Körpergewicht, 2640 kcal Gesamtumsatz)

Sporternährung in der Vorwettkampfphase (Aufladephase)

In den letzten drei bis sieben Tagen vor einem Wettkampf will man die antrainierte Form halten und zudem sollen die Glykogenspeicher möglichst maximal gefüllt werden. Um die besten energetischen Voraussetzungen für den Wettkampf zu schaffen und Geist und Körper die Gelegenheit zu geben, sich von den Strapazen und kleineren Verletzungen der letzten Wochen zu erholen, wird in dieser Phase nicht mehr intensiv trainiert. Im Vordergrund stehen vielmehr Lockerungsübungen, Stretching, Optimierung der Bewegungsabläufe (Motorik) und der neuromuskulären Reizleitung.

Diese aktive Regeneration können Sie diätetisch erheblich unterstützen und beschleunigen. Dafür ist es von immenser Bedeutung, dass gerade in der Vorwettkampfphase eine konsequent fettkontrollierte und kohlenhydratbetonte Ernährungsweise mit hoher Nährstoffdichte der verzehrten Lebensmittel realisiert wird. Dies gilt umso mehr für Sportartengruppen, in denen kurz vor dem Wettkampf das Körpergewicht – teils ziemlich drastisch – reduziert wird, wie beispielsweise im Bodybuilding, in Ausdauersportarten, in Gewichtsklassensportarten wie Boxen und Ringen und in ästhetischen Sportarten wie Kunstturnen und Eiskunstlaufen.

Sowohl in Ausdauer- als auch in Schnellkraft- und Kraftsportarten profitieren die Sportler von gut gefüllten Glykogenspeichern, was mit Hilfe der **Glykogen-Superkompensation** (engl. carbohydrate loading) am effektivsten zu erreichen ist. Durch die Wechselwirkung von Entleeren und Wiederauffüllen der Glykogendepots durch Zufuhr von Kohlenhydraten nach Trainingsende können Sie die Kapazität Ihres Muskelglykogens über das mit einer kohlenhydratbetonten Mischkost erreichbare Maß von 400 bis 500 Gramm hinaus auf Werte von über 700 Gramm steigern – genau diesen Effekt nennt man Superkompensation.

Da jedes Gramm Glykogen neben 2,7 Gramm Wasser auch 19,5 Milligramm Kalium bindet, sollten in der Aufladephase vermehrt kaliumreiche Kohlenhydratträger mit hohem glykämischen Index wie (Trocken-)Obst verzehrt werden.

Voraussetzung für die Glykogen-Superkompensation ist die teilweise oder vollständige Entleerung der Glykogenspeicher durch eine Trainingseinheit kurz vor dem Wettkampf, was auf unterschiedliche Art geschehen kann:

- **Klassische Superkompensation:** Sechs Tage vor einem Wettkampf werden die Glykogenspeicher durch hartes Training entleert. Direkt danach erfolgt für drei Tage eine Umstellung auf eine fett- und eiweißreiche Kost mit wenig Kohlenhydraten (nur noch zehn Energieprozent). Die Trainingsintensität wird trotz der sich leerenden Glykogenspeicher aufrechterhalten. Drei Tage vor dem Wettkampf wird letztmalig trainiert und bis zum Wettkampf eine sehr kohlenhydratreiche Kost (über 70 Energieprozent) gegessen. Da diese Extremform der Superkompensation körperlich und psychisch stark belastend ist, sollte sie nur vor wichtigen Wettkämpfen durchgeführt werden. Im Bodybuilding wird sie recht häufig angewendet, um das Unterhautfettgewebe zu verringern und gleichzeitig den Muskelumfang zu erhöhen. Dadurch zeichnen sich die pralle Muskulatur und die Blutgefäße deutlich unter der Haut ab, was als Definition bzw. Vaskularität positiv von den Kampfrichtern bewertet wird.
- **Moderate Superkompensation:** Sherman konnte nachweisen, dass sich ähnlich hohe Glykogenwerte erzielen lassen, ohne dass zuvor die Glykogenspeicher der Arbeitsmuskulatur durch ein erschöpfendes Training komplett entleert werden müssen. Vier Tage vor dem Wettkampf erfolgt bei normaler Mischkost ein 90-minütiges moderates Training (mit einem Zielwert von 75 Prozent VO_2max). Bei gleichbleibender Intensität wird die Trainingsdauer bis zum Wettkampf um 20 Minuten reduziert, während die Kohlenhydratzufuhr stufenweise auf 70 Energieprozent zu steigern ist. Diese Form der Superkompensation ist weniger stark belastend und besser in die Trainingspraxis von Ausdauersportlern umzusetzen [49].

Um sich besser von der Trainingsphase zu erholen und sich individuell auf Ihren Wettkampf vorzubereiten, können Sie – wie viele Leistungssportler auch – auf eine Glykogen-Superkompensation verzichten. Hier zahlt es sich aus, wenn Sie bereits während der Trainingsphase einen hohen Kohlenhydratanteil in Ihrer Nahrung (mindestens 60 Energieprozent) realisiert haben. Wenn Sie nun die Kohlenhydratzufuhr in der letzten Woche vor dem Wettkampf auf 70 bis 75 Energieprozent anheben, können Sie Ihre Glykogendepots annähernd so gut auffüllen wie durch eine Superkompensation.

Sporternährung in der Wettkampfphase

Vor dem Wettkampf

Am Tag vor einem Wettkampf empfiehlt es sich, die letzte große Mahlzeit bereits am Nachmittag einzunehmen. Sonst reicht die Zeit aufgrund der Vorstartnervosität nicht, um die Speisen zu verdauen. Empfehlenswert sind z. B. fettarme Kartoffel-, Reis- oder Nudelgerichte, wie sie auf Pasta-Parties vor größeren Marathonläufen angeboten werden. Am Abend reicht ein kleines, leicht verträgliches Mahl.

Am Wettkampftag selbst sollte die Nahrungsaufnahme direkt vor dem Start nach folgendem Schema erfolgen:

- **2,5 bis 3 Stunden vor dem Start** nehmen Sie die letzte größere Mahlzeit ein. Diese sollte überwiegend aus stärkehaltigen Lebensmitteln mit geringem Fettgehalt bestehen, z. B. 110 Gramm Früchte-Müsli mit 150 Gramm Multivitaminsaft (Energie: 400 bis 450 kcal). Um Magen-Darm-Beschwerden zu vermeiden, dürfen die Lebensmittel nicht zu ballaststoffhaltig sein. Bis zu 30 Minuten vor dem Start sollten Sie regelmäßig Wasser mit wenig oder ohne Kohlensäure trinken, etwa 400 bis 600 Milliliter pro Stunde, verteilt auf viele kleine Einzelgaben.
- **60 Minuten vor dem Start** sollten Sie zur Stabilisierung des Blutglukosespiegels einen kohlenhydratreichen Snack einnehmen. Empfehlenswert sind hier stärke- und zuckerhaltige, ballaststoffarme Lebensmittel wie ein bis zwei reife Bananen, ein großer Energieriegel mit Maltodextrinzusätzen oder eine Scheibe Weißbrot oder Toast mit Honig oder Konfitüre.
- **30 Minuten vor dem Start** ist der optimale Zeitpunkt für die letzte Glukoseaufnahme vor der Belastung, z. B. in Form von maltodextrinreichen Energie-Gels: Die darin enthaltene Glukose wirkt sich in einer Menge von einem Gramm pro Kilogramm Körpergewicht leistungsfördernd aus, weil kurz vor dem Start ein starker Anstieg des Insulinspiegels und damit eine leichte Unterzuckerung durch die Ausschüttung von Stresshormonen wie dem Adrenalin verhindert wird [41, 49]. Erreicht werden sollte eine Menge von einem Gramm Kohlenhydrate pro Kilogramm Körpergewicht. Trinken Sie zum Beispiel zwei Energie-Gels, die zusammen etwa 52 Gramm Glukose enthalten, wobei Sie für eine rasche Aufnahme der Glukose im Dünndarm nach jedem Beutel unbedingt 200 Milliliter stilles Mineralwasser trinken sollten. Leichte Sportler mit ca. 50 bis 55 Kilogramm Körpergewicht sind nun perfekt versorgt. Falls Sie – was wahrscheinlich ist – ein höheres Körpergewicht haben, ergänzen Sie die fehlende Glukosemenge über (Trocken-)Obst mit hohem glykämischen Index, wie Trockenpflaumen, Banane oder Rosinen mit 47,4, 20,8 bzw. 63,9 Gramm Kohlenhydraten pro 100 Gramm [12]. Am besten wiegen Sie die entsprechende Obstmenge ab und verzehren sie in Ruhe am Wettkampfort.

Eine beispielhafte Zusammensetzung für die Glukoseaufnahme eines Läufers von 75 Kilogramm Körpergewicht 30 Minuten vor dem Start könnte folgendermaßen aussehen:

2 Beutel Energie-Gel (je 41 g)	enthält 52 g Kohlenhydrate
49 g Trockenpflaumen oder 111 g Banane oder 36 g Rosinen	enthält 23 g Kohlenhydrate
ergibt als Gesamtmenge:	**75 g Kohlenhydrate**

Ein schwererer Athlet erhöht entsprechend die Menge an Obst, um auf den gewünschten Gesamtwert zu kommen.

Während des Wettkampfes

Die Aufnahme von Kohlenhydraten während langandauernder Belastungen sichert die Aufrechterhaltung der Leistung und verlängert die Belastungsdauer. Besonders leistungsfördernd wirkt die Energiezufuhr im letzten Drittel einer Ausdauerbelastung [41].

→ **Belastungsdauer bis zu einer Stunde:** Da die Glykogenreserven erst nach 60 bis 90 Minuten verbraucht sind, ist keine Zufuhr von Kohlenhydraten erforderlich. Falls Sie in den Stunden zuvor regelmäßig getrunken haben, brauchen Sie während Ausdauerbelastungen keine Flüssigkeit mehr aufzunehmen. In (Schnell-)Kraft- und Spielsportarten können Sie zur Verbesserung der Konzentration und Durchblutung in Pausen alle 15 Minuten ca. 200 Milliliter Wasser oder Apfelsaftschorle trinken.

→ **Belastungsdauer über eine Stunde:** Schon nach 45 Minuten mit der Zufuhr von Kohlenhydraten beginnen, da die aufgenommene Glukose bevorzugt verbrannt und so der Abbau des wertvollen Muskelglykogens gehemmt wird. Trinken Sie die Kohlenhydrate, denn feste Nahrung wird während der Belastung wegen ständiger Schüttelbewegungen nur begrenzt aufgenommen und empfiehlt sich nur bei Sportarten, die den Rumpf kaum erschüttern (z. B. Radrennen). Optimal sind Isogetränke mit 40 bis 80 Gramm Glukose bzw. Glukosepolymergetränke mit bis zu 170 Milligramm Maltodextrinen pro Liter. Trinken Sie alle 15 bis 20 Minuten 200 bis 250 Milliliter der genannten Getränke, so dass Sie 750 bis 800 Milliliter Flüssigkeit und 30 bis 60 Gramm Kohlenhydrate pro Stunde aufnehmen. Alternativ bieten sich die Verwendung von Energie-Gels in Kombination mit jeweils 200 Milliliter Mineralwasser an. Da die Kohlenhydrataufnahme während der Belastung begrenzt ist, sollten Sie nicht mehr als zwei Energie-Gels pro Stunde trinken, was rund 82 Gramm Kohlenhydraten entspricht.

Nach dem Wettkampf

Beginnen Sie möglichst schnell mit dem „Auftanken", um die Flüssigkeitsverluste auszugleichen und die Glykogenspeicher aufzufüllen. Direkt nach der Belastung werden Kohlenhydrate am effektivsten in Glykogen umgewandelt.

Da das Hungergefühl erst später einsetzt, sollten Sie unmittelbar nach dem Wettkampf reichlich kohlenhydrathaltige Getränke wie Apfelsaftschorle sowie leicht verdauliche Snacks wie Bananen, Müsli und Energieriegel verzehren. Die erste kohlenhydratbetonte Mahlzeit sollten Sie eine bis spätestens zwei Stunden nach der Belastung einnehmen. Wichtig ist, dass diese einen fettarmen Proteinanteil (z. B. Putenbrust, Fisch) enthält, um die Reparatur muskulärer Mikroverletzungen zu unterstützen.

Die zehn wichtigsten Ernährungstipps für Sportler

Mit Hilfe der folgenden zehn Punkte können Sie Ihre eigene Ernährungsweise schnell überprüfen und gegebenenfalls anhand der Informationen in diesem Buch optimieren. Das nötige Wissen zu den verschiedenen Tipps finden Sie in den vorangegangenen Kapiteln – lesen Sie einfach nochmal dort nach, wenn Sie sich nicht sicher sind. Für eine detaillierte Übersicht über verschiedenste Lebensmittel und deren Zusammensetzung kann außerdem die Kalorien- und Nährwerttabelle im Anschluss an dieses Kapitel hilfreich sein.

Hier aber zunächst die versprochenen zehn Ernährungstipps für Sportler – ob ambitionierter Freizeitsportler oder leistungsorientierter Athlet:

- → **Tipp 1:** Beachten Sie eine an die Sportart sowie die Trainingsphase angepasste Ernährungsweise.
- → **Tipp 2:** Essen Sie mehrere kleine Mahlzeiten über den Tag verteilt, nämlich sechs kleine Mahlzeiten pro Tag anstelle von drei großen.
- → **Tipp 3:** Achten Sie auf ausreichende Flüssigkeitszufuhr. Sportler sollten mindestens drei bis vier Liter am Tag trinken.
- → **Tipp 4:** Achten Sie ebenso auf ausreichende Kohlenhydratzufuhr, vorzugsweise als komplexe Kohlenhydrate. Starten Sie mit Kohlenhydraten den Tag und ersetzen Sie Kohlenhydrate sofort nach dem Training zur schnelleren Erholung.
- → **Tipp 5:** Versorgen Sie Ihren Körper mit ausreichend hochwertigen Proteinen. Insbesondere für Kraftsportler können Proteinkonzentrate (Protein-Hydrolysate) von Vorteil sein, weil sie eine kohlenhydrat- und damit volumenreiche, vollwertige und in erster Linie pflanzliche Ernährung ermöglichen, bei der fettreiche Proteinquellen wie Fleisch, Wurst und Käse stark reduziert werden können.
- → **Tipp 6:** Vermeiden Sie eine überhöhte Fettzufuhr. Schränken Sie den Anteil gesättigter Fettsäuren ein, verzichten Sie auf fettreiche Speisen, Streichfett und Lebensmittel mit leeren Kalorien wie z. B. Weißmehlprodukte und Alkohol. Achten Sie auf Sporternährungsprodukte mit MCT-Öl-Zusatz (MCT-Öl ist eine mittelkettige Fettsäure und somit energiereich, ohne in Fettpolster eingelagert zu werden).
- → **Tipp 7:** Beobachten Sie Ihr Körpergewicht.
- → **Tipp 8:** Lassen Sie extreme Ernährungsmaßnahmen wie drastische Körpergewichtsreduktionen besser außen vor.

- **Tipp 9:** Nutzen Sie eventuell gezielte und individuelle Supplementierung mit kritischen Vitalstoffen bzw. ergogenen Substanzen:
  - Vitamine C, B_1, B_6, E, Folsäure (bei Vegetariern auch Vitamin B_{12})
  - Calcium, Eisen, Magnesium und Jod
  - Kreatin – für (Schnell-)Kraftsportler und Bodybuilder
  - L-Carnitin – für ambitionierte (Ausdauer-)Sportler
- **Tipp 10:** Beginnen Sie nicht nüchtern das Training. Trinken Sie daher 30 bis 40 Minuten vorher 400 bis 600 Milliliter, z. B. Mineralwasser oder Apfelsaftschorle, und nehmen Sie zwei bis drei Stunden vor der Aktivität die letzte größere Mahlzeit ein (vorwiegend leicht verdauliche Kohlenhydrate, z. B. Müsli, Reis, Nudeln, Obst, Gemüse, Misch- und Vollkornbrot). 30 Minuten vor dem Training tanken Sie noch mal Energie in Form eines kohlenhydratreichen, fettarmen Snacks (200 bis 300 kcal), der den Magen nicht belastet (z. B. ein bis zwei Bananen oder ein maltodextrinreicher Energieriegel).

Kalorien- und Nährwerttabelle

Für Menschen, die sportlich aktiv sind, hat die Nahrungszusammensetzung eine große Bedeutung. Mit der nachfolgenden Kalorien- und Nährwerttabelle möchten wir Ihnen eine Sammlung an die Hand geben, die Ihnen die Zusammensetzung Ihrer täglichen Kost erleichtert. Nur wer über die Zusammensetzung, die Kalorien und die Nährwerte, die in den Lebensmitteln stecken, gut informiert ist, kann gesundheitsbewusst und ausgewogen essen und trinken. Unsere Nahrungsmittel enthalten eine Vielzahl von Inhaltsstoffen, die deren Effektivität bei bestimmten Zielen der Sporternährung wie auch den Gesundheitswert bestimmen.

Mit dieser Tabelle geben wir Ihnen einen Überblick über die Zusammensetzung verschiedenster Nahrungsmittel. Wir haben uns dabei bewusst auf die entscheidenden Nahrungsinhaltsstoffe beschränkt. Die Datengrundlage für diese Tabelle ist der Bundeslebensmittelschlüssel (BLS). Dieses computergestützte Datenwerk ist sozusagen die amtliche Nährwerttabelle für die Bundesrepublik Deutschland und wird vom Bundesinstitut für Risikobewertung (BfR) in Berlin verwaltet. Die Auswertungen aus dem BLS für dieses Tabellenwerk wurde softwaregesteuert erstellt. Die Tabelle stellt eine Grundlage für eine gesundheitsbewusste Ernährungsweise dar und liefert wichtige Hinweise für fitness- und sportbegeisterte Menschen.

Die Deutsche Gesellschaft für Ernährung (DGE) erstellt im Auftrag der Bundesregierung alle vier Jahre den Ernährungsbericht. Trotz aller Bemühungen, die zur Veränderung der Ernährungsgewohnheiten führen sollen, essen die Menschen in Deutschland nach Auswertung der DGE immer noch anders, als sie sich ernähren sollten. Vor diesem Hintergrund nehmen chronische Krankheiten immer weiter zu und ein Gesundheits- und Fitnessprogramm, das funktionieren soll, muss gleichzeitig auf mehr Muskelaktivität und eine gesündere Ernährungsweise setzen. Heutzutage ist es für jedermann möglich, Kenntnisse über eine präventive, ausgewogene Ernährungsweise zu erlangen.

Mit der Kalorien- und Nährwerttabelle erhalten Sie die notwendigen Informationen über die Inhaltsstoffe der Lebensmittel. Gleichzeitig erhalten Sie Anregungen und Tipps für eine gesunde Ernährungsweise. Damit fördern Sie nicht nur Ihre Gesundheit, sondern gleichzeitig auch Fitness und Attraktivität. Alle Angaben zum Energiewert (Kilokalorien) und zu den Anteilen an Nähr- und Ballaststoffen sind bezogen auf 100 Gramm des jeweiligen Lebensmittels.

Lebensmittel *(bezogen auf 100 g)*	**Energie** *(kcal)*	**Proteine** *(g)*	**Fett** *(g)*	**Kohlenh.** *(g)*	**Ballastst.** *(g)*
Milch, Käse, Ei					
Blauschimmel Rahmstufe	358,5	21,6	29,8	1	0
Brie Rahmstufe	335,3	21,1	27,9	0	0
Buttermilch	35,9	3,2	0,5	4	0
Camembert	287,8	21	22,8	0	0
Chester	367,6	27	28,8	0	0
Dickmilch (Sauermilch) teilentrahmt	46,1	3,4	1,5	4,1	0
Edamer	354,2	24,8	28,3	0	0
Emmentaler	383,4	28,7	30	0	0
Feta	236,6	17	18,8	0	0
Frischkäse	335,3	11	31,5	2,5	0
Gorgonzola	356,6	19,4	31,2	0	0
Gouda	365	25,5	29,2	0	0
Harzer Käse	131,2	30	0,7	0	0
Hühnerei frisch	154,4	12,9	11,2	0,7	0
Hühnerei frisch / Eigelb	348,7	16,1	31,9	0,3	0
Hühnerei frisch / Eiweiß	49,7	11,1	0,2	0,7	0
Hüttenkäse	102,3	12,6	4,3	2,6	0
Joghurt entrahmt	38	4,3	0,1	4,2	0
Joghurt teilentrahmt	46,1	3,4	1,5	4,1	0
Joghurt vollfett	65,7	3,3	3,8	4	0
Joghurt mit Früchten	98,9	2,9	3,2	14	0,9
Kaffeesahne	202,9	2,8	20	3,6	0
Kefir	49,7	3,4	1,5	4,1	0
Kondensmilch 7,5 % Fett	133,1	6,5	7,5	9,7	0
Kuhmilch Trinkmilch entrahmt	36,1	3,5	0,1	5	0
Kuhmilch Trinkmilch fettarm	48,5	3,4	1,6	4,9	0
Kuhmilch Trinkmilch vollfett	64,3	3,3	3,5	4,8	0
Limburger	270,1	23,2	19,7	0	0
Milchreis	156,3	3,7	5,1	23,6	0,3

Lebensmittel *(bezogen auf 100 g)*	**Energie** *(kcal)*	**Proteine** *(g)*	**Fett** *(g)*	**Kohlenh.** *(g)*	**Ballastst.** *(g)*
Mozzarella	254,8	19	19,8	0	0
Omelett	177,3	9,9	14,9	1,3	0
Parmesan	440,2	32,3	34,8	0	0
Quark Magerstufe	75,3	13,5	0,2	4	0
Quark Fettstufe	142,9	9	10,3	3,2	0
Quark Fettstufe mit Kräutern	113,3	5,5	4,7	11,8	2
Saure Sahne 10 % Fett	116,6	3,1	10	3,3	0
Saure Sahne 30 % Fett	287,8	2,5	30	2,4	0
Schafskäse	236,6	17	18,8	0	0
Schlagsahne 30 % Fett	288,5	2,5	30	3,2	0
Tilsiter	354,2	26,3	27,7	0	0
Fisch, Meeresfrüchte					
Aal geräuchert	290,4	15,7	25,6	0	0
Auster frisch	63,1	9	1,2	3,9	0
Fischstäbchen frittiert	187,4	12,3	10,1	11,9	0,8
Forelle frisch gegart Zuschnitt	122,6	23,8	2,9	0	0
Forelle geräuchert	120	21,8	3,6	0	0
Hering Konserve in Öl	335,1	14,3	31,3	0	0
Heringsfilet in Tomatensoße	184,3	14,9	13,1	1,8	0,5
Hummer frisch gegart	88,2	19,1	0,9	0,5	0
Jakobsmuschel	77	11,1	0,9	5,9	0
Kabeljau tiefgefroren gegart	89,6	20,3	0,8	0	0
Karpfen frisch gegart Zuschnitt	122,4	21	4,2	0	0
Kaviar echt	259,3	26,1	15,5	4	0
Kaviarersatz	101,8	17,8	2,5	1,7	0
Krabbe klein (Shrimps) gegart	93,2	18,9	1,5	0,8	0
Lachs frisch	130,7	18,4	6,3	0	0
Lachs geräuchert	138,4	19,5	6,7	0	0
Makrele Konserve in Öl	316,2	14,9	28,9	0	0
Matjeshering gesalzen	282	18	23,6	0	0

Lebensmittel *(bezogen auf 100 g)*	**Energie** *(kcal)*	**Proteine** *(g)*	**Fett** *(g)*	**Kohlenh.** *(g)*	**Ballastst.** *(g)*
Miesmuschel frisch gegart	68,8	10	1,4	3,9	0
Rotbarsch frisch gegart Zuschnitt	125,5	21,5	4,3	0	0
Sardine Konserve in Öl	266,3	15,2	23,1	0	0
Schellfisch frisch gegart Zuschnitt	91,3	20,9	0,7	0	0
Scholle frisch gegart Zuschnitt	104,7	20,8	2,3	0	0
Seeteufel frisch	74,1	14,9	1,5	0	0
Seezunge frisch gegart Zuschnitt	97,5	20,4	1,6	0	0
Thunfisch frisch gebraten Zuschnitt	252,9	24,6	17,3	0	0
Thunfisch Konserve in Öl	347,3	17,3	31,3	0	0
Tintenfisch tiefgefroren gegart	95,1	18,4	1,2	2,4	0
Wels frisch gegart Zuschnitt	161,3	18,1	9,9	0	0
Zander frisch gegart Zuschnitt	96,1	22,3	0,6	0	0
Geflügel, Fleisch					
Brathähnchen Brustfilet	101,8	23,5	0,7	0	0
Brathähnchen Schenkel	214,4	28,2	11,3	0	0
Corned Beef deutsch Konserve	126,2	23,5	3,4	0,2	0
Entenfleisch frisch	225,6	18,1	17,2	0	0
Frikadelle	249,5	20,3	15,7	0,2	0
Gänsefleisch mit Haut frisch gegart	279,2	23,4	20,8	0	0
Gulaschsuppe Konserve	109,7	10,6	6,3	2,6	0,8
Hackbraten	224,8	18,4	14,2	6	0,6
Hackfleisch Rind gegart	223	27,6	12,2	0,7	0
Hackfleisch Gemischt gegart	239,2	26,7	14,6	0,4	0
Hackfleisch Schwein gegart	263,9	25,3	18,2	0	0
Kalb Fleisch frisch gegart	152,5	27,2	4,8	0	0
Kalb Leber gegart	146,5	21,9	4	5,6	0
Königsberger Klopse	123,1	9	7,1	12,2	7,6

Lebensmittel *(bezogen auf 100 g)*	**Energie** *(kcal)*	**Proteine** *(g)*	**Fett** *(g)*	**Kohlenh.** *(g)*	**Ballastst.** *(g)*
Lammkotelett gebraten	285,3	23,2	21,4	0,5	0
Putenfleisch mit Haut frisch gegart	253,3	27	16,2	0	0
Putenschnitzel	225,1	24	14,4	0	0
Rind Filet (Lende) frisch gegart	152	29,6	3,6	0	0
Rindergulasch	93,8	8	4,5	2,1	1
Rinderroulade	152,5	15,3	9,4	1,6	0,2
Rumpsteak	234,9	25,3	14,9	0	0
Schwein Eisbein vorn frisch gegart	208,7	28,9	10,3	0	0
Schwein Fleisch mager	135,8	21,2	5,6	0	0
Schwein Kotelett frisch gegart	210,6	28,7	10,6	0	0
Schwein Schnitzel	107,1	22,2	1,9	0	0
Schwein Speck roh geräuchert	320,3	16	28,9	0	0
Suppenhuhn Fleisch mit Haut	256,7	19	20,3	0	0
Tatar (Schabefleisch) frisch	113,5	21,4	3	0	0
Wiener Schnitzel	178,9	19,1	8,7	5,9	0,4
Wurst					
Bierwurst	251,7	13,3	22,2	0,2	0,1
Bratwurst	301,5	11,6	28,6	0,3	0,1
Braunschweiger Mettwurst	364,7	20,1	31,9	0,2	0
Cabanossi	451,2	15,2	43,9	0,3	0,1
Cervelatwurst	369,5	20,1	32,4	0,3	0,1
Curry-Bratwurst	272,7	12,2	25,1	0,3	0,1
Fleischwurst / Stadtwurst	282,7	14,2	25,3	0,2	0,1
Geflügelmortadella	174	21	9,8	0,3	0,1
Kasseler	171,8	16,6	11,4	0,9	0
Krakauer	299,2	15,6	26,5	0,3	0,1
Landjäger	456,5	15,2	44,4	0,4	0
Leberkäse	269,1	17,4	22,2	0,4	0,1
Leberpastete	299,5	17,9	25,1	1,1	0,1
Leberwurst	329,8	12,4	31,3	0,6	0,1

Lebensmittel *(bezogen auf 100 g)*	Energie *(kcal)*	Proteine *(g)*	Fett *(g)*	Kohlenh. *(g)*	Ballastst. *(g)*
Salami	359,9	19,7	30,8	1,9	0,5
Schinkenwurst	294,5	11,5	27,8	0,3	0,1
Schweineschinken gekocht ungeräuchert	112,8	18,4	3,9	1	0
Schweineschinken roh geräuchert (Lachsschinken)	116,4	18,3	4,4	0,9	0
Sülzen und Aspik	109,5	19,7	3,2	0,2	0
Teewurst	367,4	14,4	34,8	0,2	0,1
Weißwurst	270,6	14,5	23,8	0,3	0,1
Wiener Würstchen, Bockwurst	296,4	15,2	26,4	0,3	0,1
Fette, Öle, Zusatzstoffe					
Backpulver	155,6	0,5	0	37,8	0
Barbecue-Grillsoße	146,3	1,8	0,1	31,4	1,9
Béchamelsoße	100,8	2,4	7,4	6,3	0,3
Bratensoße dunkel Konserve	51,6	3,5	1,8	5,2	0,5
Brühwürfel	149,1	17	4	11	0
Butter	741,2	0,7	83,2	0,6	0
Butter halbfett	382,6	4	39,8	3,5	0
Erdnussbutter/-mus	597,8	26,1	50	12,2	7,6
Essig	18,9	0,4	0	0,6	0
Fritierfett (überwiegend pflanzliches Fett)	884,1	0	100	0	0
Gelatine	343	84,4	0	0	0
Hefe	288	35,6	1,5	32	21
Kokosfett gehärtet	878,8	0,8	99	0	0
Margarine pflanzlich	709,8	0,2	80	0,4	0
Margarine pflanzlich halbfett	361,9	1,6	40	0,4	0
Mayonnaise 80 % Fett	743,8	1,5	82,5	2	0
Olivenöl	881,7	0	99,6	0,2	0
Schweineschmalz/-fett	882,2	0,1	99,7	0	0
Senf	86,3	6	4	6	1

Lebensmittel *(bezogen auf 100 g)*	**Energie** *(kcal)*	**Proteine** *(g)*	**Fett** *(g)*	**Kohlenh.** *(g)*	**Ballastst.** *(g)*
Sojasoße Fertigprodukt	70,3	8,7	0	8,3	0
Sonnenblumenöl	882,6	0	99,8	0	0
Speisesalz	0	0	0	0	0
Stärke	351,1	0,4	0,1	85,8	1
Tomatenketchup	109,9	2,1	0,3	24	0,9
Tomatenmark	73,9	4,5	0,2	12,9	2,8
Tomatensoße	78,5	2	4,5	6,9	1,1
Tortengusspulver	351,3	0,3	0,1	86	1,7
Fast Food					
Cheeseburger	279,2	19,2	14,2	18,4	1,1
Hamburger	223,5	20,7	8,6	15,7	1
Kebab, Gyros	226,5	18	7,9	20,6	1,3
Pizza	291,5	11	11,8	34,3	2,4
Getreide, Teig- & Backwaren					
Apfelstrudel	165,2	2,2	5,6	26	2,5
Baguette	248,1	7,4	1,4	50,7	3,2
Baiser	364,2	5,6	0,1	83,9	0
Baumkuchen	426,9	4,1	22,4	51,9	0,8
Bienenstich aus Hefeteig	300,4	5,7	16,2	33	2,1
Biskuitrolle	272,9	4	2,6	57,6	0,8
Blätterteig	417,8	4	32,4	28,3	1,5
Brötchen / Weißmehlbrötchen	248,1	7,4	1,4	50,7	3,2
Brötchen / Roggenbrötchen	223	6,4	1	46,3	6
Brötchen / Vollkornbrötchen	221,8	8	1,5	43,3	6,6
Butterkeks	479,9	10	21,2	61,8	2,7
Cornflakes	355,6	7,2	0,6	79,1	4
Croissant aus Blätterteig	508,1	7,1	33,6	44,9	2,5
Donauwellen aus Rührmasse	312,6	4,2	19,1	30,7	1,8
Dresdner Stollen aus Hefeteig	408,5	5,7	21,8	46,7	3,4
Eierpfannkuchen	170,2	7,2	10,1	12,7	0,6

Lebensmittel *(bezogen auf 100 g)*	**Energie** *(kcal)*	**Proteine** *(g)*	**Fett** *(g)*	**Kohlenh.** *(g)*	**Ballastst.** *(g)*
Eierteigwaren (Nudeln)	352,3	12,3	2,8	68,3	5
Eierteigwaren (Nudeln) gegart	126	4,4	1	24,4	1,9
Erdnussflips	529,6	9,7	34,7	45,2	4,9
Fettgebackenes aus Hefeteig fettarm	322,7	8,4	12,8	43,1	2,2
Fladenbrot	235,4	7,1	1,3	48,1	3
Graubrot / Mehrkornbrot	218,7	5,9	1	45,7	4,8
Graubrot / Weizenmischbrot	219,2	7,1	0,8	44,9	4,2
Graubrot / Vollkornbrot	187,9	6,5	1	37,6	8,7
Haferflocken	370	12,5	7	63,3	5,4
Hefezopf aus Hefeteig fettarm	301,9	7,5	9,1	46,6	2,6
Honigkuchen	304,7	4,3	1,3	67,3	1,8
Käsekuchen aus Mürbeteig	276,3	8,8	14,1	27,9	0,9
Käsesahnetorte	208,9	5,9	6,2	31,4	0,2
Knäckebrot	359,5	10,8	2	73,4	4,6
Kokosmakronen	438,8	5,4	26,5	44,6	8,3
Kräcker	376,2	10,3	3,3	75	4,5
Laugengebäck	340,1	9,4	2,6	68,5	4,1
Lebkuchenteigbackwaren	412,8	8,8	19,8	49,4	5,2
Linzertorte	417,5	7,5	23,6	43,7	3,7
Löffelbiskuit aus Biskuitmasse	414,4	12,2	8,3	71,8	1,4
Marmorkuchen aus Rührmasse	391,5	6,2	21,7	42,9	1,6
Maultaschen	262,1	12,5	11,9	26	1,6
Mürbeteig	479,7	5,1	27,5	53,1	2
Müsli	351,6	10,4	7,3	60	8,1
Müsli / Früchte-Müsli	340,1	9,9	6	60,3	8,5
Müsli / Schoko-Müsli	390,1	9,8	11,8	60,4	6,8
Obstkuchen (allgemein)	229,2	2,8	8,9	34,2	2,1
Paniermehl	358,3	10,1	2,1	73,5	5,3
Plätzchen, Kekse	498,6	6,2	25,6	59,6	1,9

Lebensmittel *(bezogen auf 100 g)*	**Energie** *(kcal)*	**Proteine** *(g)*	**Fett** *(g)*	**Kohlenh.** *(g)*	**Ballastst.** *(g)*
Printen	465,6	8,1	21,3	60,2	5,5
Puffreis	390,1	7,5	2,3	83,5	2
Pumpernickel	187,9	6,5	1	37,6	8,7
Quarkstrudel	223,9	9,5	8	27,9	1,2
Reis geschält	348,9	6,8	0,6	77,7	1,4
Reis geschält gegart	93	2	0,2	20,5	0,4
Reis ungeschält	349,7	7,2	2,2	74,1	2,2
Reis ungeschält gegart	112,1	2,6	0,8	23,3	0,8
Roggen Vollkornmehl	294,2	9	1,7	59,7	14
Sachertorte	337,7	5,8	14,5	45,7	1,8
Salzstangen	347	9	0,5	75,3	0,7
Schupfnudeln	145,8	3,8	2,1	27,3	2
Schwarzwälder Kirschtorte	247,1	3,9	16,1	21,4	0,9
Spekulatius aus Mürbeteig	489,5	7,8	25,6	56,8	3,3
Teigwaren ohne Ei	347,8	12,5	1,2	70,4	5,1
Teigwaren ohne Ei gegart	149,6	5,4	0,5	30,3	2,3
Vollkornkeks	471,1	11,5	24,2	51,8	8,5
Vollkornteigwaren (ohne Ei)	322,9	13,4	2,5	60,6	11,5
Vollkornteigwaren gegart	138,9	5,8	1,1	26,1	5,2
Waffeln	554	6,2	40,7	41,6	0,8
Weißbrot / Toastbrot	253,3	7,4	3,3	47,7	2,9
Weißbrot / Weizenbrot	235,4	7,1	1,3	48,1	3
Weizen Grieß	325,8	9,6	0,8	68,9	7,1
Weizen Mehl Type 405	336,8	9,8	1	70,9	4
Weizen Vollkornmehl	309	11,4	2,4	59,5	10
Zwieback	365,4	9,2	4,3	71,4	5,2
Zwiebelkuchen	171,1	6,6	7,8	18,4	1,4
Nüsse, Hülsenfrüchte					
Bohnen weiß reif Konserve gegart abgetropft	60,2	4,9	0,4	9,1	4
Cashewnuss geröstet	594,6	16,1	48,2	25,3	3,2

Lebensmittel *(bezogen auf 100 g)*	**Energie** *(kcal)*	**Proteine** *(g)*	**Fett** *(g)*	**Kohlenh.** *(g)*	**Ballastst.** *(g)*
Edelkastanien (Maronen) geröstet	239	2,3	10,8	33	7,7
Erdnuss geröstet	579,3	25,6	49,4	9,4	11,4
Haselnuss frisch	636,2	12	61,6	10,5	8,2
Kokosnuss / Kokosmilch	24,4	0,3	0,4	4,9	0
Kokosnuss / Kokosraspeln	610,7	6,2	63,3	6,4	20
Kürbiskern frisch	560,2	24,4	45,6	14,2	8,8
Mandel süß frisch	569,6	18,7	54,1	3,7	15,2
Mungobohnensprossen	23,7	3,2	0,3	1,8	5,6
Oliven grün gesäuert	143,4	1,4	13,9	1,8	2,4
Oliven schwarz gesäuert	353,3	2,2	35,8	4,9	3,8
Paranuss frisch	660,4	13,6	66,8	3,5	8,1
Pinienkern frisch	575,5	24	50,7	7,3	7,2
Pistazie geröstet und gesalzen	615	17,5	54,3	15,6	6
Sonnenblumenkern frisch	574,8	22,5	49	12,3	6,3
Walnuss europäisch	654,4	14,4	62,5	10,6	6,1
Obst					
Ananas frisch	58,8	0,5	0,2	13,1	1,4
Ananas Konserve abgetropft	87,2	0,4	0,1	20,3	1,3
Apfel frisch	51,9	0,3	0,4	11,4	2
Apfelmus	102,4	0,5	0,6	23,2	2,9
Aprikose frisch	42,3	0,9	0,1	8,5	1,9
Aprikose getrocknet	249,5	5,3	0,6	50,5	11,2
Avocado frisch	217,3	1,9	23,5	0,4	3,3
Banane frisch	95,1	1,1	0,2	21,4	2
Birne frisch	52,3	0,5	0,3	12,4	2,8
Brombeere frisch	29,9	1,2	1	2,7	6,6
Dattel getrocknet	285,4	2	0,5	66,1	8,8
Erdbeere frisch	32	0,8	0,4	5,5	2
Feige getrocknet	284,4	5,9	2,3	58,2	9,2

Lebensmittel *(bezogen auf 100 g)*	**Energie** *(kcal)*	**Proteine** *(g)*	**Fett** *(g)*	**Kohlenh.** *(g)*	**Ballastst.** *(g)*
Grapefruit frisch	50	0,6	0,2	8,9	0,6
Heidelbeere frisch	42,1	0,6	0,6	7,4	4,9
Himbeere frisch	33,9	1,3	0,3	4,8	6,7
Johannisbeere rot frisch	43,3	1,1	0,2	7,3	7,4
Kiwi frisch	60,9	1	0,6	10,8	3,9
Mandarine frisch	50,2	0,7	0,3	10,1	1,7
Mango frisch	60,2	0,6	0,4	12,8	1,7
Nektarine frisch	56,9	0,9	0,1	12,4	2,2
Obstsalate (R)	134,5	1,7	2,3	26,1	2,3
Orange frisch	47,1	1	0,2	9,2	2,2
Pfirsich frisch	40,6	0,8	0,1	8,9	2,3
Pflaumen frisch	47,1	0,6	0,2	10,2	1,7
Rosinen	298	2,5	0,6	66,2	5,4
Rote Grütze	80,7	0,5	0,2	16,5	1,3
Sauerkirsche frisch	57,6	0,9	0,4	11	1
Stachelbeere frisch	44	0,8	0,2	8,5	2,9
Süßkirsche frisch	63,3	0,9	0,3	13,3	1,5
Wassermelone frisch	38,2	0,6	0,2	8,3	0,2
Weintrauben frisch	71	0,7	0,3	15,6	0,8
Zitrone frisch	56,2	0,7	0,6	8,1	1,3
Gemüse, Pilze					
Artischockenboden Konserve	12	1,3	0,1	1,4	5,9
Aubergine frisch gegart	17,4	1,2	0,2	2,5	2,9
Bambussprossen Konserve gegart abgetropft	10,5	1,6	0,2	0,5	1,7
Batate (Süßkartoffel)	111,4	1,6	0,6	24,1	3,1
Blumenkohl frisch gegart	18,4	2,2	0,3	1,6	2,7
Bohnen grün gegart	25,3	2,4	0,2	3,2	3,1
Brokkoli frisch gegart	23,2	3,2	0,2	1,9	3

Lebensmittel *(bezogen auf 100 g)*	**Energie** *(kcal)*	**Proteine** *(g)*	**Fett** *(g)*	**Kohlenh.** *(g)*	**Ballastst.** *(g)*
Champignon frisch	15,3	2,7	0,2	0,6	2
Chicorée frisch	17,2	1,3	0,2	2,3	1,3
Chinakohl frisch	13,6	1,2	0,3	1,2	1,9
Eisbergsalat frisch	13,1	1	0,2	1,6	1,8
Endivien frisch	11	1,8	0,2	0,3	1,2
Erbsen grün frisch	81,7	6,6	0,5	12,3	5
Feldsalat frisch	14,3	1,8	0,4	0,7	1,8
Fenchel frisch	24,6	2,4	0,3	2,8	4,2
Gemüsepaprika grün frisch	20,3	1,2	0,3	2,9	3,6
Gemüsepaprika rot frisch	36,8	1,3	0,5	6,4	3,6
Gewürzgurken Sauerkonserve	12	0,5	0,1	1,5	0,3
Grünkohl frisch gegart	27,7	3,4	0,7	1,6	3,4
Gurke frisch	12,2	0,6	0,2	1,8	0,5
Kartoffel geschält frisch gegart	68,6	2	0,1	14,2	2,3
Kartoffel / Bratkartoffeln	163,8	1,6	12,2	11,7	1,9
Kartoffel / Kartoffelbrei	83	2,3	3	11,3	1,6
Kartoffel / Kartoffelchips	535,9	5,5	39,4	40,6	3
Kartoffel / Kartoffelklöße	108,9	2,4	0,5	23,4	2,1
Kartoffel / Kartoffelkroketten	223,2	3,8	12,7	23,3	2,4
Kartoffel / Kartoffelpuffer	153,4	4,4	8,7	14,1	1,7
Kartoffel / Kartoffelsalat	118,7	1,8	6,8	12	1,9
Kartoffel / Kartoffelsuppe	81,1	2	4,4	8,2	1,5
Kartoffel / Pellkartoffeln	68,6	2	0,1	14,2	2,3
Kartoffel / Pommes frites	276,3	3,5	17,6	26	2,6
Kidney-Bohnen Konserve	62,6	5,5	0,3	9,1	5,3
Knoblauch frisch	141,7	6,1	0,1	28,4	1,8
Kohlrabi frisch	24,6	2	0,1	3,7	1,5
Kopfsalat frisch	11,7	1,3	0,2	1,1	1,6
Kresse frisch	38	4,2	1,4	1,8	3
Kürbis frisch gegart	27	1,4	0,2	4,6	0,8
Linsen reif Konserve gegart abgetropft	28	2,1	0,1	4,5	1

Lebensmittel *(bezogen auf 100 g)*	Energie *(kcal)*	Proteine *(g)*	Fett *(g)*	Kohlenh. *(g)*	Ballastst. *(g)*
Mangold frisch	25,3	2,1	0,3	2,9	2,6
Meerrettich Konserve	40,4	1,8	0,2	7,3	4,9
Mohrrübe frisch	25,8	1	0,2	4,8	3,6
Petersilienblatt frisch	52,6	4,4	0,4	7,4	4,3
Pfifferling frisch	11,5	1,6	0,5	0,2	5,6
Porree frisch gegart	22,9	2,3	0,3	2,5	2,3
Radicchio frisch	13,6	1,2	0,2	1,5	1,6
Radieschen frisch	14,6	1	0,1	2,1	1,6
Rettich frisch	13,6	1	0,2	1,9	2,5
Rhabarber frisch	13,1	0,6	0,1	1,4	2,3
Rosenkohl frisch gegart	28,2	3,8	0,3	2,2	3,8
Rote Bete Sauerkonserve	30,4	1,1	0,1	5,5	1,6
Rotkohl Konserve gegart	15,1	1,3	0,2	2	2,2
Sauerkraut Konserve abgetropft	15,5	1,4	0,3	0,6	3,3
Schalotte frisch	22	1,5	0,2	3,3	1,5
Schnittlauch frisch	27,2	3,6	0,6	1,6	6
Schwarzwurzel frisch gegart	14,8	1,3	0,4	1,2	4,2
Sellerie frisch	16,7	1,2	0,2	2,2	2,5
Sojabohnen getrocknet	416,3	35,1	17,4	29,2	8,9
Sojamehl (entfettet) entbittert	196,7	45,2	1,2	0,6	27,5
Sojamilch flüssig	152,2	15,7	9,9	0,2	7,5
Spargel frisch gegart	16	1,9	0,1	1,6	1,5
Spinat / Blattspinat frisch	17,4	2,5	0,3	0,6	2,6
Spinat / tiefgefroren gegart	20,1	2,9	0,4	0,5	3,1
Steinpilz frisch	19,8	3,6	0,4	0,5	6,9
Tofu frisch	77,2	8,1	4,8	0,5	0,5
Tomate rot frisch	17,4	0,9	0,2	2,6	0,9
Tomatencremesuppe	62,2	1,4	3,1	7,2	0,7
Topinambur frisch	31,1	2,4	0,4	4	12,5
Wachsbohnen gegart	31,5	1,7	0,2	5,5	3,1

Lebensmittel *(bezogen auf 100 g)*	**Energie** *(kcal)*	**Proteine** *(g)*	**Fett** *(g)*	**Kohlenh.** *(g)*	**Ballastst.** *(g)*
Weißkohl frisch	24,9	1,4	0,2	4,2	3
Wirsingkohl frisch gegart	21,7	2,7	0,4	1,7	2,4
Zucchini frisch	19,1	1,6	0,4	2	1,1
Zuckermais Konserve abgetropft	75,8	3,1	1,2	12,6	2,8
Zwiebeln frisch	28	1,3	0,3	4,9	1,8
Zucker, Süßwaren, Eis					
Blütenhonig-Mischungen	306,6	0,4	0	75,1	0
Dragees	372,4	4	4,9	76,8	6,5
Götterspeise	57,9	1,4	0	12,8	0
Kakaopulver	342,5	19,8	24,5	10,8	32,7
Kaugummi	387,2	0,1	0	95,2	0
Konfitüre, Gelee, Marmelade	279,6	0,1	0,1	68,3	0,7
Konfitüre, Marmelade mit Zuckeraustauschstoff und Süßstoff	69,1	0,3	0,2	18	1,9
Krokant	451,7	2,4	12,3	81,9	1,6
Lakritze	375,5	4,3	0,9	86,2	1,9
Marzipan	458,9	6,1	17,6	68,6	4,9
Müsli-Riegel	375	6,9	18,9	43,9	4,4
Nougat	474,4	5,2	21,4	65	5
Nuss-Nougat-Creme süß	521,7	4,3	29,6	59,6	3,9
Pflaumenmus	195,5	0,9	0,2	48	2,5
Pralinen gefüllt mit Alkohol	387,2	1,3	6,1	68,7	2,2
Pralinen gefüllt mit Nüssen	455,3	6,6	16,2	70	4,5
Pralinen gefüllt mit Sonstigem	502,4	10,5	32,5	42,5	9,6
Pudding-, Soßenpulver, Cremespeisenpulver	382,4	0,6	0,7	92	0,5
Schokolade / Milchschokolade	536,6	9,2	31,5	54,1	1,4
Schokolade / Weiße Schokolade	542,1	5,1	30,1	62,5	0
Schokolade / Zartbittersch.	496,7	7,1	32,7	43,8	11,8
Schokoladensoße	122,1	4,2	5,6	13,4	0,1

Lebensmittel *(bezogen auf 100 g)*	**Energie** *(kcal)*	**Proteine** *(g)*	**Fett** *(g)*	**Kohlenh.** *(g)*	**Ballastst.** *(g)*
Sirup	322,2	0,3	0	79	0
Sorbet	138,9	0,2	0	32,1	0,4
Speiseeis / Cremeeis	187,9	6,6	9	19,8	0
Speiseeis / Fruchteis	131,7	1,3	1,4	28,1	0,6
Speiseeis / Milchspeiseeis	84,8	2,3	2,4	13,2	0
Speiseeis / Rahmeis	249,3	1,8	21	13,9	0
Speiseeis / Softeis	129,5	2,1	2,2	24,9	0
Speiseeis / Vanilleeis	169,3	4,3	9,1	17,5	0
Vanillesoße	93,7	3,8	3,9	10,7	0
Zucker / Fruchtzucker, Milchzucker, Traubenzucker, Haushaltzucker (weiß)	405,6	0	0	99,8	0
Zucker / Rohzucker (braun)	395,8	0	0	97,4	0
Getränke					
Apfel Fruchtnektar	64,5	0,2	0,2	15,3	0
Apfel Fruchtsaft	49,5	0,3	0,3	10,6	0
Apfelwein	66	0	0	7,3	0
Bier alkoholfrei	25,6	0,4	0	5,3	0
Bier mit Limonade (Radler)	33,9	0,3	0	4,9	0
Bier Pils/Hell	42,3	0,5	0	3,1	0
Bier Starkbier	59,8	0,7	0	4,6	0
Bowle Punsch	108	0,2	0,1	16,7	0,5
Branntwein aus Getreide (Brände aus Getreide)	250	0	0	0,1	0
Brausen	41,6	0	0	10	0
Brausen kalorienarm	2,6	0	0	0,4	0
Cocktails	141,3	0,2	0,9	9,1	0
Cola Mix	44,9	1,7	0	8,9	0
Colagetränke	60,7	3,3	0	10,9	0
Colagetränke kalorienarm	3,6	0	0	0,1	0
Eierlikör	284,9	4	7	28	0
Fruchtsaftgetränke	47,3	0,2	0	11,2	0,3
Getränkepulver	383,1	0	0	90	0,3

Lebensmittel *(bezogen auf 100 g)*	**Energie** *(kcal)*	**Proteine** *(g)*	**Fett** *(g)*	**Kohlenh.** *(g)*	**Ballastst.** *(g)*
Glühwein	104,7	0,2	0	14,8	0,1
Kaffee (Getränk)	2,2	0,2	0	0,3	0
Kaffee mit Kondensmilch	6,2	0,4	0,2	0,6	0
Kaffee mit Kondensmilch und Zucker	13,9	0,4	0,2	2,5	0
Kaffee mit Milch	4,1	0,3	0,1	0,4	0
Kaffee mit Milch und Zucker	11,7	0,3	0,1	2,3	0
Kaffee mit Zucker	10	0,2	0	2,3	0
Kaffee-Instantpulver trocken	339,1	15,9	0,5	63,7	0,2
Kaffee-Ersatz (Getränk)	2,2	0	0	0,5	0
Kaffee-Ersatz mit Kondensmilch	6,2	0,2	0,2	0,8	0
Kaffee-Ersatz mit Kondensmilch und Zucker	13,9	0,2	0,2	2,7	0
Kaffee-Ersatz mit Zucker	10	0	0	2,4	0
Klarer	185	0	0	0	0
Kräutertee (Getränk)	0,7	0	0	0,2	0
Likör / allgemein	242,6	0	0	29	0
Likör / Kräuter-, Gewürz-, Bitterlikör	248,6	0	0	10	0
Likörwein süß oder trocken	153,4	0,2	0	12	0
Limonaden	41,6	0	0	10	0
Limonaden kalorienarm	2,6	0	0	0,4	0
Malzbier	55,2	0,5	0	10,9	0
Mohrrübe Gemüsesaft	21,7	0,9	0,2	4	0,4
Multi-Vitamin-Nektar mit Süßstoff	31,5	0,5	0,1	6,3	0
Orange Fruchtnektar	63,1	0,5	0,1	14,4	0,1
Orange Fruchtsaft	44,9	0,9	0,2	8,8	0,2
Orangensaft mit Süßstoff	22,5	0,5	0,1	4,4	0,1
Rotwein mittel Qualitätswein	66,2	0,2	0	2,4	0
Rotwein schwer	78,4	0,2	0	2,5	0
Rum	231,6	0	0	0	0
Schorle	37,3	0,1	0	1,3	0
Sekt	78,9	0,2	0	3,5	0

Lebensmittel *(bezogen auf 100 g)*	**Energie** *(kcal)*	**Proteine** *(g)*	**Fett** *(g)*	**Kohlenh.** *(g)*	**Ballastst.** *(g)*
Tee schwarz (Getränk)	0,5	0,1	0	0	0
Tee schwarz mit Milch	2,4	0,2	0,1	0,2	0
Tee schwarz mit Milch und Zucker	10	0,2	0,1	2	0
Tee schwarz mit Zucker	8,4	0,1	0	2	0
Tomaten Gemüsesaft	14,6	0,8	0,2	2,1	0,1
Trinkmilch mit Kakao/ Schokolade	130,7	3,4	3,6	20,9	0,8
Trinkwasser, Mineralwasser	0	0	0	0	0
Weinbrand	237,6	0	0	2	0
Weintrauben Fruchtsaft	71,5	0,6	0,2	15,5	0
Weißwein Auslese (lieblich)	98	0,2	0	5,9	0
Weißwein halbtrocken	74,3	0,1	0	2,6	0
Weißwein trocken	72,2	0,2	0	0,1	0
Weizenbier (Weißbier) obergärig	42,8	0,3	0	3	0

Literaturverzeichnis

[1] Adolpho T. B. et al. (2005): Influence Of Branched-chain Aminoacids (BCAA) On Free Fatty Acids Oxidation During Endurance Exercise After Muscle Glycogen Depletion. Medicine & Science in Sports & Exercise 37 (5) Supplement, S. 349.

[2] Arndt, K; Albers, T (2001): Handbuch Protein und Aminosäuren. Arnsberg: Novagenics Verlag.

[3] Auswertungs- und Informationsdienst für Ernährung, Landwirtschaft und Forsten (aid) e. V. (1997): Fit für den Sport – durch richtige Ernährung. 4. überarbeitete Aufl., Bonn: Kölnische Verlagsdruckerei.

[4] Biesalski, H. K.; Grimm, P. (2011): Taschenatlas der Ernährung. Stuttgart: Georg Thieme Verlag.

[5] Bizzarini, E; De Angelis, L. (2004): Is the use of creatine supplementation safe? The Journal of Sports Medicine and Physical Fitness 44 (4), 411-416.

[6] Bredenkamp, A. (1993): Doping im Bodybuilding. Eine wissenschaftliche Untersuchung zur Effizienz von Eiweißpräparaten und Anabolika. Bünde: Fitness Contur Verlag.

[7] Brouns, F.; Saris, W. H. M.; Scheider, H. (1992): Rationale for upper limits of electrolyte replacement during exercise. International Journal of Sport Nutrition 2, 229-238.

[8] Brouns, F; Kovacs, E. (1996): Rehydratationsgetränke für Sportler. TW Sport + Medizin 8, 167-174.

[9] Clarkson, P. M. (1996): Nutrition for Improved Sports Performance. Sports Medicine 21 (6), 393-401.

[10] Clasing, D.; Herpertz-Dahlmann, B.; Marx, K. (1997): Die eßgestörte Athletin. http://www.aerzteblatt.de/archiv/7199 (Abrufdatum: 10.12.2013)

[11] De Lorenzo et al. (2003): Effect of acute and chronic branched-chain amino acids on energy metabolism and muscle performance. Diabetes, Nutrition & metabolism 16 (5-6), 291-297.

[12] Deutsche Forschungsanstalt für Lebensmittelchemie (Hrsg.) (1991): Der kleine »Souci-Fachmann-Kraut«: Lebensmitteltabelle für die Praxis. 2. überarb. und erw. Aufl. Stuttgart: Wiss. Verl.-Ges.

[13] Deutsche Gesellschaft für Ernährung (DGE) (2001): Referenzwerte für die Nährstoffzufuhr. 1. Aufl., 2. korrigierter Nachdruck 2001. Frankfurt am Main: Umschau/Braus.

[14] Deutsche Gesellschaft für Ernährung (DGE) (Hrsg.) (2004): Ernährungsbericht 2004. Frankfurt am Main: Umschau/Braus.

[15] Friedman, J. E.; Lemon, P. W. (1989): Effect of Chronic Endurance Exercise on Retention of Dietary Protein. International Journal of Sport Medicine 10, 118-123.

[16] Geiss, K.-R.; Hamm, M. (2000): Handbuch Sportler-Ernährung. Hamburg: Behr's-Verlag.

[17] Graham, T. E. (2001): Caffeine and Exercise. Metabolism, Endurance and Performance. Sports Medicine 31 (11), 785-807.

[18] Gröber, U. (2003): Mikronährstoffe für die Kitteltasche. Veränderter Nachdruck der 1. Aufl. Stuttgart: Wiss. Verl.-Ges.

[19] Gustavsen, H. S. M. (2000): Bestimmung des L-Carnitin-Gehaltes in rohen und zubereiteten pflanzlichen und tierischen Lebensmitteln. Inauguraldissertation zur Erlangung des Doktorgrades, Physiologisches Institut der tierärztlichen Hochschule Hannover, unter der Leitung von Prof. Harmeyer.

[20] Hamm, M. (1991): Ernährung des (Hoch-)Leistungssportlers in der Trainings- und Wettkampfphase, Akt. Ernähr.-Med. 16, 73-77.

[21] Jakob, E. et al. (2013): Nahrungsergänzungsmittel im Sport – Was nutzt, was schadet. In: Klinikarzt 2013, 42 (9), S. 421-425.

[22] Juhn, M. S. (2003): Popular Sports Supplements and Ergogenic Aids. Sports Medicine 33 (12), 921-939.

[23] Karlic, H.; Lohninger, A. (2004): Supplementation of L-Carnitine in Athletes: Does it makes sense? Nutrition 20 (7/8), 709-715.

[24] Kasper, H. (2004): Ernährungsmedizin und Diätetik. 10. Aufl., München: Urban & Fischer Verlag.

[25] Knechtle, B. et al. (2004): Fat Oxidation in Men and Women Endurance Athletes in Running and Cycling. Int. J. Sports. Med. 25, 38-44.

[26] Kofrányi, E; Wirths, W. (1994): Einführung in die Ernährungslehre. Frankfurt.

[27] Konopka, P. (2014): Sporternährung. Grundlagen | Ernährungsstrategien | Leistungsförderung. 14. Aufl. München: BLV Buchverlag.

[28] Kreidler, R. B. (2003): Effects of creatine supplementation on performance and training adaptions. Molecular and Cellular Biochemistry 244 (1-2), 89-94.

[29] Lambert, Ch. et al. (2004): Macronutrient Considerations for the Sport of Bodybuilding. Sports Med. 34 (5), 317-327.

[30] Leitzmann, C. et al. (2001): Ernährung von Sportlern. In: Leitzmann, C. et al.: Ernährung in Prävention und Therapie. Stuttgart: Hippokrates, 150-157.

[31] Lejeune, M. P. G. M.; Kovacs, E. M. R.; Westerterp-Plantenga, M. S. (2005): Additional protein intake limits weight regain after weight loss in humans. British Journal of Nutrition (2005), 93, 281–289.

[32] Lemon, P. W. (1991). Protein and Amino Acid Needs of the Strength Athlete. International Journal of Sport Nutrition 1, 127-145.

[33] Lemon, P. W. (1994): Protein requirements of soccer. Journal of Sports Sciences 12 (Special), S17-S20.

[34] Lemon, P. W. (1995): Do athletes need more dietary protein and amino acids? International Journal of Sport Nutrition 5, S39-S61.

[35] Lemon, P. W. (1996): Is increased dietary protein necessary or beneficial for individuals with a physically active lifestyle. Nutr. Rev. 54, S169-S175.

[36] Lemon, P. W.; Tarnopolsky, M. A.; MacDougall, J. D. et al. (1992): Protein requirements and muscle mass/strength changes during intensive training in novice body builders. J. Appl. Physiol. 73 (2), 767-775.

[37] Maughan, R. J.; Griffin, J. (2003): Caffeine ingestion and fluid balance: a review. Journal of Human Nutrition an Dietetics 16, 411-442.

[38] Maughan, R. (2002): The athlete's diet: nutritional goals and dietary strategies. Proceedings of the Nutrition Society 61 (1), 87-96.

[39] McArdle, W. D.; Katch, F. I; Katch, V. L. (2001): Exercise Physiology. Energy, Nutrition and Human Performance. 5th Edition. Philadelphia: Lipincott Williams & Wilkins.

[40] Mesa, J. L. M. et al. (2002): Oral Creatine Supplementation and Skeletal Muscle Metabolism in Physical Exercise. Sports Medicine 32 (14), 903-944.

[41] Neumann, G. (2003): Ernährung im Sport. Aachen: Meyer & Meyer Verlag.

[42] Persönliche Mitteilung Dr. med. Werner Seebauer, Institut für Gesundheitsvorsorge, Ernährungswissenschaft und Better-Aging-Medizin (IGEB Sevelen-CH), 19. Juni 2005.

[43] Phillips, S. M. (2004): Protein Requirements and Supplementation in Strength Sports. Nutrition 20 (7-8), 689-695.

[44] Phillips, S. M.; Tipton, K. D.; Ferrando, A. A. et al. (1999): Resistance training reduces the acute exercise-induced increase in muscle protein turnover. Am. J. Physiol. 276 (1 Pt 1), E118-E124.

[45] Platen, P. (2002): Mikronährstoffe in der Sportmedizin. In: Biesalski, H. K.; Köhrle, J.; Schumann, K.: Vitamine, Spurenelemente und Mineralstoffe. Stuttgart: Thieme-Verlag, 326-342.

[46] Pötzl, N. F. (2005): Die weltweite Seuche Übergewicht. SPIEGEL SPECIAL 5/2005, 38-43.

[47] Racette, S. B. (2003): Creatin Supplementation and Athletic Performance. J. Orth. Sports Phys. Ther. 33 (10), 615-620.

[48] Raschka, C.; Ruf, S. (2013): Sporternährung. In: Aktuelle Ernährungsmedizin, Ausgabe 5/2013, S. 362-378.

[49] Schek, A. (2002a): Top-Leistung im Sport durch bedürfnisgerechte Ernährung. Münster: Philippka-Sportverlag.

[50] Schek, A. (2002b): Sport und Ernährung. Nahrungsergänzungen für Kraftsportler unter der Lupe. Deutsche Apotheker Zeitung 142 (31), 47-54.

[51] Schutz, Y. (2004): Ermittlung der Körperzusammensetzung. In: Biesalski, H. K. et al. (Hrsg.): Ernährungsmedizin. 3. Aufl. Stuttgart: Thieme-Verlag, 8-18.

[52] Shimomura, Y. et al. (2004): Exercise Promotes BCAA Catabolism: Effects of BCAA Supplementation on Skeletal Muscle during Exercise. The Journal of nutrition 134 (6 Suppl.), 1583S-1587S.

[53] Statistisches Bundesamt (2013): Mikrozensus 2012. https://www.destatis.de/DE/ZahlenFakten/GesellschaftStaat/Gesundheit/Todesursachen/Tabellen/EckdatenTU.html (Abrufdatum: 13.11.2013)

[54] Tarnopolsky, M. A. et al. (1988): Influence of protein intake and training status on nitrogen balance and lean body mass. J. Appl. Physiol. 64, 187-193.

[55] Tarnopolsky, M. A. et al. (1992): Evaluation of protein requirements for trained strengh athletes. J. Appl. Physiol. 73, 1986-1995.

[56] Tarnopolsky, M. A. et al. (1999): Protein Metabolism in Strengh and Endurance Activities. In: Lamb, D. R. & Murray, R. (Eds.): The Metabolic Basis of Performance in Exercise and Sport. Carmel: Cooper Publishing Group, 125-163.

[57] Tarnopolsky, M. (2004): Protein Requirements for Endurance Athletes. Nutrition 20 (7-8), 662-668.

[58] Volek, J. S. (2003): Strength nutrition. Current sports medicine reports 2 (4), 189-193.

[59] WHO (1998): Obesity – a major global public health problem. World Health Organisation. Geneva 1998.

[60] WADA (2013): The 2014 Prohibited List. http://www.nada-bonn.de/de/service-infos/downloads/listen/#c4883 (Abrufdatum: 13.11.2013)

[61] Wechsler J. G. (1998): Diätetische Therapie der Adipositas. In: Wechsler, J. G. (Hrsg.): Adipositas – Ursachen und Therapie. Berlin: Blackwell Wissenschaftsverlag, 215-232.

[62] Williams, M. H. (1985): Nutritional Aspects of Human Physical and Athletic Performance. Springfield (Ill.).

Über die Autoren

Dipl. oec. troph. Thomas Reiche ist Ernährungswissenschaftler und arbeitete nach dem Studium an der Rheinischen Friedrich-Wilhelms-Universität Bonn für die Gesellschaft für Ernährungsmedizin und Diätetik e. V. mit Schwerpunkt Sporternährung. Als begeisterter Kraft- und Ausdauersportler verfügt er selbst über eine langjährige Erfahrung im leistungsmäßigen Krafttraining und hat an zahlreichen Laufwettkämpfen von zehn Kilometern bis zum Marathon erfolgreich teilgenommen.

Dr. h. c. Sven-David Müller, Master of Science (M. Sc.) in Applied Nutritional Medicine (Angewandte Ernährungsmedizin), Medizinjournalist, leitet das Zentrum für Ernährungskommunikation, Diätberatung und Gesundheitspublizistik (ZEK) in Nidderau. Er ist bekannt aus Hörfunk und Fernsehen. Der staatlich anerkannte Diätassistent und Diabetesberater DDG ist Autor zahlreicher Artikel, Ernährungsratgeber und Fachbücher. Die weiterführende Literatur von Sven-David Müller zum Thema dieses Buches umfasst: Praxis der Diätetik und Ernährungsberatung, Haug Verlag, E. Lückerath und S.-D. Müller; Kalorien-Nährwert-Lexikon, Schlütersche Verlagsgesellschaft mbH, K. Raschke und S.-D. Müller.

Wir danken für die hilfreiche Unterstützung von Dipl.-Theologin Mareike Carlitscheck, Dipl.-Pädagogin Almut Müller, B. A., und Patrick Jiranek, M. A.